国家级实验教学示范中心
高等院校医学实验教学系列教材

人体组织学与胚胎学实验

总主编　郑葵阳

主　编　魏建峰　孙　申　王　蕾

编　者　（按姓氏笔画排序）

王　蕾（形态）　王　蕾（组胚）

王姗姗　刘　芳　刘亚萍

刘国畅　孙　申　李　亨

张　玲　张　静　高紫璇

魏建峰

科学出版社

北　京

内 容 简 介

　　本教材主要根据医学本科生组织学与胚胎学实验教学需要，一方面培养学生熟练地使用显微镜去观察标本的能力，并通过引导学生对机体正常的细胞、组织和器官三个层次内容的观察、辨认、描述和讨论，加深学生对人体基本结构的认识与理解。另一方面，培养学生对模型和实体标本的观察了解和认识人体胚胎早期发生与发育的规律。以验证和巩固理论知识，并培养学生分析问题、解决问题和动手操作的能力。本书共分为两篇。第一篇为"组织学与胚胎学基本形态结构"，共分为十九个章节。每个章节都有"翻转课堂读切片"、"示教切片"和"课堂作业"三个部分，而各个重要的器官、结构和细胞都配有高、低倍多组显微图片，主要培养学生运用光学显微镜观察组织学标本，将组织学的实践与理论密切结合、深入理解，以及灵活应用的能力。同时，通过观察模型和结合实物标本，建立动态变化和立体概念。在理解人胚的正常发育的基础上，掌握一些常见的先天性畸形的发生。第二篇为"组织学常用研究技术与方法"，包括十三个实验。通过对学生进行组织学常用研究技术的操作方法与应用能力的培训，让学生了解常用形态学的研究技术，锻炼实验技能，激发科研兴趣，以及培养创新能力。

　　本书适合医药院校本科生使用。

图书在版编目（CIP）数据

　人体组织学与胚胎学实验 / 魏建峰，孙申，王蕾主编 . —北京：科学出版社，2022.1

　国家级实验教学示范中心·高等院校医学实验教学系列教材

　ISBN 978-7-03-070787-1

　Ⅰ.①人⋯　Ⅱ.①魏⋯②孙⋯③王⋯　Ⅲ.①人体组织学–高等学校–教材②人体胚胎学–高等学校–教材　Ⅳ.① R32

　中国版本图书馆 CIP 数据核字（2021）第 246666 号

责任编辑：胡治国　郭雨熙 / 责任校对：宁辉彩
责任印制：霍　兵 / 封面设计：陈　敬

科学出版社 出版

北京东黄城根北街 16 号
邮政编码：100717
http://www.sciencep.com

北京中科印刷有限公司 印刷
科学出版社发行　各地新华书店经销

*

2022 年 1 月第 一 版　开本：720×1000 1/16
2023 年 12 月第三次印刷　印张：9
字数：180 000

定价：49.80 元
（如有印装质量问题，我社负责调换）

高等院校医学实验教学系列教材
编审委员会

丛 书 前 言

知识爆炸、信息化时代已经到来。现代医学教育演变改革，历经百年，已发展到以岗位胜任力为导向的医学教育新时代。今天，如何适应新时代知识传授的新特点、能力培养的新要求，以及当代大学生学习模式的悄然转变，已经成为当代医学教育的核心问题之一。徐州医科大学自2004年开展以CBL为载体的教育教学改革、2012年开展以医学生岗位胜任力为导向的内涵式质量提升工程，以学生为中心的自主式学习正在全面、有序展开。

医学是实践性很强的生命科学，基础医学的学习是大学生步入医学的起始阶段，基础医学实验训练对医学生职业素质的养成和后续的专业学习，都有着很大影响。因此，加强基础医学教学实验中心建设，提高实验教学质量，培养大学生实践创新能力具有重要意义。以培养适应国家及区域医药卫生事业发展和经济社会建设需要的高素质、高水平卓越医学人才为根本任务，从"育人为本、德育为先、能力为重、全面发展"的教育理念出发，树立"以学生为主体、以能力培养为核心"的实验教学观，徐州医科大学基础医学国家级实验教学示范中心对基础医学实验课程进行了优化设计，组织编写了一套新颖的实验教材。本套实验教材以案例作为引导，构建"理论实践相互结合、基础临床相互渗透、教学科研相互促进"的实验教学体系；构建模块化、层次化、多元化满足学生自主学习的实验教学新模式。本套实验教材按照医学生物学实验课程群、正常人体形态学实验课程群、疾病基础实验课程群、医学机能学实验课程群和病原生物学与免疫学实验课程群循序编排。在实验项目层次上，精简基础性实验和内容重复过多的实验，增加综合设计性实验和研究创新性实验比例，使学生通过实验课程学习，系统掌握从"分子"、"细胞"、"组织"、"器官"到"系统"；从形态到功能；从正常到异常；从疾病诊断到防治等一套完整的基础医学实验的知识与技能，为后续的学习和工作打下坚实的基础。

本套实验教材是徐州医科大学基础医学国家级实验教学示范中心全体老师辛勤劳动的结晶，是我校多年来教学改革的成果体现。衷心感谢科学出版社对编写工作的热情鼓励和悉心指导。诚然，由于编者的学识、水平和能力的限制，难免存在诸多不足和遗憾，恳请广大专家、教师和学生提出宝贵意见与批评，为推动我国医学教育的发展共同努力。

郑葵阳

2017年12月

前　　言

　　组织学与胚胎学是一门重要的基础医学形态课程，包括组织学和胚胎学两门学科。其中，组织学是研究机体微细结构及其相关功能的科学，胚胎学则是研究个体发生、生长及其发育机制的科学。本课程的教学目的是使学生能够熟练地掌握人体正常生命活动的组织结构、与相关功能的关系，以及人体发生、生长、发育过程的基本知识和基本理论，并熟练地掌握在显微镜下观察与识别机体正常细胞、组织和器官的基本技能。在掌握本学科的基础理论、基本知识和基本技能的基础上，强调"三注重"培养训练，即注重培养学生的独立思考与观察、分析问题和解决问题的能力，注重培养学生的技能、智能和自学能力，注重培养学生的辩证科学思维方法。本教材在编写过程中，主题思想是在充分发挥教师的授课指导作用和学生的学习主动性和创造性的前提下，实施"导学 - 目标 - 排除鉴别三环节读片教学方法"，并灵活采用启发式、问题式、讨论式、目标式等多种教学手段，正确引导学生掌握理论联系实际，局部联系整体，以及结构联系功能等学习方法，通过对实验内容的实践与探讨，掌握、熟悉和了解本课程教学大纲所规定的学习内容，为学习后续医学基础课程和临床专业课程打下良好和牢固的组织学与胚胎学理论和实践基础。

　　本教材在编写过程中得到了很多组织学与胚胎学相关领域资深专家和中青年教师的极大帮助，收到了许多中肯的意见和建议，在此编者们表示衷心的感谢！

魏建峰

2021 年 8 月

目　　录

第一篇　组织学与胚胎学基本形态结构

第二篇　组织学常用研究技术与方法

第一篇 组织学与胚胎学基本形态结构

第一章 绪论（Introduction）

一、实验目的与要求

1. 熟练地使用显微镜，能够观察、辨认和描述机体正常结构以验证和巩固理论知识，达到理论与实践相结合的目的。

2. 通过对机体细胞、组织和器官三个层次内容的观察与讨论，逐步培养学生对人体基本结构的认识与理解，并培养学生分析问题、解决问题和动手操作的能力。

3. 了解组织切片的一般制作过程、常用的染色方法和组织细胞的染色特性。

4. 能够正确地描述和绘制组织或器官的基本形态结构。

5. 在整个教学过程中，严格按照"三基"（基本理论、基本知识和基本技能）和"三严"（严肃的科学态度、严格的科学作风和严密的科学方法）的要求进行学习活动。

6. 以现代教育理论为指导，以现代教育技术为平台和手段，以教师为主导，以学生为中心，培养学生独立观察与思考、综合分析与鉴别判断，以及准确描述形态结构的能力。

7. 通过本课程的学习，了解本学科的近现代发展概况、重要科学成就、主要研究方法和研究进展等，为后续医学相关课程的学习奠定良好的基础。

二、实验方式与注意事项

（一）实验方式

本课程采用"先理论后实验"的教学方法。每个实验教学班 15～30 名学生，由 1 名教师进行实验教学。教学实验室为每位学生配备一台光学显微镜以供独立观察之用，并配备数字交互式微型摄像系统和多媒体投影设备辅助实验教学。实验教学按照大纲，通过导学、观察与思考、翻转课堂与讨论，以及检查与总结等教学环节，一方面加深了学生对组织学理论知识的理解，锻炼了学生对组织或器官标本的组织学形态结构的观察、描述和判断的基本技能，另一方面也培养了学生在自主学习、独立思考、积极动手、勇于表达、小组合作等方面的综合素质。

（二）注意事项

1. 学生应以严谨的科学态度，认真有序地完成各项实验教学内容，严格遵守实验室规则。

2. 学生须提前 10 分钟到实验室，不迟到，不早退，不得无故缺席和中途离开实验室。

3. 每次实验要穿戴好整洁的工作服并携带好实验必备用品，如理论教材、实验指导、实验报告纸、铅笔、红蓝彩色铅笔和尺子等。

4. 实验课前必须做好每次实验教学内容的预习。在教师的指导下，严格按照教学要求进行实验，并独立而有序地完成每次实验教学内容。学生有问题举手提出，积极思考并参与问题的讨论。

5. 认真而仔细地观察每张组织或器官标本。不得擅自移动示教镜、示教镜上的组织切片，以及其他实验器材。

6. 爱护和正确使用一切实验标本、仪器设备和其他公物，一经损坏立即向老师报告，并做好登记。

7. 要保持实验室的清洁卫生，不得随便丢弃杂物等。每次实验后，值日同学要认真地做好实验室的卫生清理工作，并经教师检查合格后方可离开。

（三）实验教学效果的检测方法

1. 通过翻转课堂、教师提问、线上线下测试等手段，检验学生对实验相关理论知识的掌握程度。

2. 通过翻转课堂、分组讨论与结果展示等环节，考查学生分析问题与解决问题、自主学习与小组协作，以及表达展示等方面的能力。

3. 通过检测学生在镜下以及图片上辨认与判断重点教学目标的正确率，量化实验教学的效果和学生的综合实验技能水平。

4. 实验课课堂作业评阅采用形成性评价的方式进行，按 A、B、C、D 4 个等级进行评价。

三、显微镜的使用和注意事项

（一）显微镜的使用方法

1. 位置　一手握持镜臂，另一手托住镜座。放置桌面，距桌沿不得少于 10cm。课间休息离开座位时，应将显微镜移向桌内，以免碰落损坏。

2. 对光　打开电源，旋转光线旋钮至合适光亮。转动旋转盘，将低倍物镜对正载物台的圆孔，转动粗调节器使载物台距物镜约 5mm。用双眼从目镜观察，调节双筒目镜间距离，直到看到一个均匀明亮的视野。

3. 低倍镜的使用　取标本擦净，使盖玻片朝上，放在载物台上，用推片器夹紧，并将组织切片推移到载物台圆孔的正中。然后，以双眼从目镜观察，同时转动粗调节器使载物台慢慢下降至物像清晰。必要时，再用细调节器调节焦距。

4. 高倍镜的使用　先将需高倍镜观察的组织区域于低倍镜下移至视野正中，然后转入高倍镜。再从目镜观察，并转动细调节器至物像清晰。

5. 油镜的使用　先在高倍镜下将需观察的组织移至视野正中，转离高倍镜。在标本上滴液状石蜡一滴，转换油镜，此时油镜头浸入油滴而不与玻片接触。再从目镜观察，并转动细调节器至物像清晰。使用油镜时，注意光线要明亮。

6. 本教材中一般低倍指的是 4 倍或 10 倍，高倍指的是 40 倍。

（二）显微镜使用的注意事项

1. 搬动显微镜慎拿轻放，使用显微镜要严格遵守规程。

2. 观察时应同时睁开两眼。右手书写者，以左眼从目镜观察，以右手操纵粗、细调节器。用右眼和右手配合进行绘图或文字描述。

3. 显微镜必须经常保持清洁。机械部分可用纱布或绸布擦净；光学部分只能用擦镜纸轻轻擦拭，严禁用手或其他物品擦拭以防污损。

4. 油镜使用后，应立即用擦镜纸蘸少量专用清洗剂将镜头擦净。随后应对沾油的玻片也进行相应清洁。

5. 显微镜部件不得拆卸或互相调换，若有故障，应立即报告老师进行处理，不得自行修理。

6. 显微镜用毕，应将物镜转离载物台中央的圆孔，并上升载物台，将显微镜轻轻放回原处。

四、光学显微镜的标本制作

在组织研究中最常见的方法是制备可以借助光学显微镜（light microscope，LM）观察的组织切片。这些标本的制作方法包括石蜡切片法、冷冻切片法、撕片法、涂片法和磨片法等，实验课中使用最多的是石蜡切片法制作的组织切片。最常用、使用最广泛的染色技术是苏木精 – 伊红染色法（hematoxylin-eosin staining），简称 HE 染色法。苏木精为碱性染料，主要使细胞核内的染色质与胞质内的核酸呈紫蓝色。伊红为酸性染料，主要使细胞质和细胞外基质中的某些成分呈红色。

石蜡切片 HE 染色法标本制作的基本步骤包括取材、固定、脱水、透明、浸蜡、包埋、切片、贴片、脱蜡、染色和封片等步骤，具体步骤如下：

1. 取材和固定　根据实验目的取出人或动物的新鲜组织，并将其尽快投入固定液内，一般固定 6 ～ 24h。固定的目的是使组织内的蛋白质凝固，防止自溶，以保持组织原来的结构成分和形态结构。常用的固定液有多聚甲醛（paraformaldehyde）、酒精和 Bouin 液等。

2. 脱水和透明　固定液一般为水溶液，如前面采用的是石蜡包埋，应先进行脱水。为减少组织收缩的影响，脱水时应从低浓度乙醇开始，从 60%、70%、80%、90%、95%，逐步过渡到无水乙醇，以彻底置换出组织中的水分。组织脱水后，再将其投到二甲苯中，以置换出乙醇并利于包埋剂渗入，至组织透明取出。

3. 浸蜡与包埋　把透明后的组织块放入融化的石蜡中（温度为 56 ～ 60℃），时间 2 ～ 3h，使石蜡完全充填于组织间隙内。随后以常温冷却，石蜡凝固，组织块即包埋在石蜡中。

4. 切片与贴片　包埋好的组织块用切片机切成 5 ～ 7μm 的薄片。在温水中展平，后贴附于载玻片上。

5. 染色和封片　染色的目的是使组织内不同的结构染上不同的颜色，以利于镜下观察。

HE 染色法步骤如下：

（1）脱蜡：将切片放入二甲苯内约 10min，再入 100%、95%、90%、80%、70% 乙醇各 5 ~ 10min；入水数分钟。

（2）染核：入苏木精染液 5 ~ 10min，用水洗去多余染液，入 0.5% ~ 1% 盐酸乙醇分化数秒钟，水洗分化约 1min。

（3）染胞质：放入伊红染液 2 ~ 3min，用 70% 乙醇进行分色。

（4）脱水：经 80%、90%、95%、100% 乙醇各脱水一次，每次 5 ~ 10min。

（5）透明：放入二甲苯透明 2 次，每次 10 ~ 15min。

（6）封固：在切片组织所在处滴加适量封片剂，后放上盖玻片封闭保存，干燥后便可镜下观察。

结果：细胞核呈紫蓝色；细胞质呈粉红色。

五、电子显微镜的标本制作

在组织学研究中较常见的电子显微镜主要包括透射电镜（transmission electron microscope，TEM）和扫描电镜（scanning electron microscope，SEM）两大类。本章节主要介绍透射电镜超薄切片的制作方法。

透射电镜的成像是由一定强度的电子束穿透标本而成像。由于电子射线的穿透能力比较低，电镜又需要很高的分辨率和放大率，因此，电镜标本的超薄切片厚度一般要在 0.03 ~ 0.05μm，以获得高分辨率的超微结构图像。超薄切片制作过程包括取材、固定、脱水、渗透、包埋、切片和染色等环节。

1. 取材 是超薄切片技术的关键环节。由于生物组织离体后，细胞会立即释放出各种水解酶引起细胞自溶，使细胞内部微细结构发生变化。因此，为尽可能避免产生人工假象，取材时有以下要求：

（1）取材要快，一般要求在 1min 内把组织块浸入固定液。

（2）组织块要小，一般切成 0.5 ~ 1.0mm。

（3）所用固定液及容器须预冷，以降低离体细胞内水解酶的活性，尽可能减少细胞自溶。

（4）由于电镜观察视野小，具有很大的局限性，所以，选择部位要准确可靠。

（5）切割组织的刀和剪必须锋利洁净，避免拉、锯、压等动作造成细胞损伤。

2. 固定

（1）固定的作用：①破坏细胞的酶系统，阻止细胞的自溶；②稳定细胞物质成分，如核酸、核蛋白、糖类和脂类，使之发生交联，减少或避免抽提作用，以保存组织成分；③在一些细胞组分之间以化学反应和物理反应建立交联，以提供一个骨架来稳定各种细胞器的空间构型；④提供一定的电子反差。

（2）常用的固定剂

1）四氧化锇（osmium tetroxide）：俗称锇酸，为一种强氧化剂，为浅黄色结晶，其分子式 OsO_4，熔点 41℃，沸点 131℃，在水中的溶解度为 7.24%（25℃）。其水溶液为中性，有毒性。

2）戊二醛（glutaraldehyde）：分子式为 $C_5H_8O_2$。市售的戊二醛通常是 25% 或 50% 的水溶液，其 pH 为 4.0～5.0，并保存在低温处，且不宜存放时间过长。

3）高锰酸钾：一种强的氧化剂，对磷脂蛋白类有特别良好的固定作用。可用于保护细胞的膜相结构，如细胞膜、内质网等。尤其是对神经髓质效果更为显著，但对于胞内的颗粒性或纤维状结构几乎不能固定。常用于植物叶绿体结构及神经纤维结构的研究。

（3）固定方法：目前，用于生物样品超薄切片技术的主要固定方法是化学固定法。采用戊二醛（或戊二醛＋多聚甲醛）固定 1～3h 后，经相应的缓冲液冲洗，再用 1% 锇酸后固定 1～2h。

（4）固定时注意事项

1）固定液浓度要适宜，一般戊二醛常用浓度为 1%～4%，锇酸为 1%～2%。

2）固定液的渗透压须调节到接近组织、细胞的生理值。固定液的渗透压是通过改变缓冲液的浓度或者通过增加钠、钙和镁等电解质或葡萄糖和蔗糖等非电解质来调节的。

3）固定液的 pH：须接近所要固定组织的 pH。由于大部分动物组织的平均 pH 约 7.4，因此，电镜固定液的 pH 都在 7.2～7.4 之间。

4）固定时的温度：理论上，低温能降低酶的活性，减少细胞自溶和胞内物质的抽提，因此大部分样品宜在 0～4℃固定。

3. 脱水　是指用适当的有机溶剂取代组织细胞中的游离水，因水分的存在会使组织结构在电镜高真空状态下急剧收缩而遭破坏。另外包埋剂是非水溶性的，细胞中的游离水会影响包埋剂的浸透，因此，脱水是一个很重要的步骤。

（1）常用脱水剂：有乙醇、丙酮和过渡液环氧丙烷等。其中，因乙醇引起细胞中脂类物质的抽提较丙酮少，且不使组织材料变硬、变脆，为最常用的脱水剂。但乙醇不易和用于包埋的环氧树脂相混溶，为此在转入包埋剂前，要用"中间脱水剂"——环氧丙烷过渡，它较乙醇和丙酮易与环氧树脂混溶，且挥发快，利于浸透和包埋。

（2）脱水的原则和方法：生物样品中的水分占据着一定空间，急剧脱水会引起细胞收缩，必须采用"等级系列脱水法"，即逐级加大脱水剂的浓度而逐步把水分置换出来。例如，一般标本在 30%、50%、70%、80%、90%、95% 乙醇或丙酮中停留 5～10min；随后，100% 乙醇或丙酮脱水 3 次，每次 10～15min。室内相对湿度要在 50% 以下。根据标本本身结构致密程度或特殊需要，可选择合适的起始浓度、增加脱水系列的等级，和（或）适当延长或缩短脱水时间。用 100% 乙醇或丙酮脱水时，必须先用无水硫酸铜或无水氧化钙吸收脱水剂中的水分，以保证组织细胞充分彻底脱水。另外脱水时间不可过长，以尽量减少细胞成分的抽提和丢失。

4. 渗透与包埋　目的是取代活组织中的水分以及支持整个结构，以便标本有特定的机械性而利于切片。

（1）常用包埋剂及配方：包埋剂种类颇多，目前普遍使用的是环氧树脂。为改善包埋块的切割性能，有时在环氧树脂包埋剂配方中再加一些塑化剂，以调节包埋块的韧性。

环氧树脂包埋剂对细胞微细结构有较好的保存性能，聚合后体积收缩率较小，为 2%～5%，而且在真空中能经受较长时间的轰击。但它操作不大方便，反差较弱。环氧树脂的型号较多，常用 Epon812、Spur 树脂（ERL-4206）、TAAB812，还有国产的环氧树脂 618 和 600 等。

（2）渗透与包埋步骤：样品在完全脱水后，即可进行渗透，即把样品置于 100% 脱水剂及等量包埋剂的混合液中，室温下 30min 或数小时。随后，把渗透后的样品置于纯包埋剂中，室温 6h 或过夜（具体时间应根据包埋剂聚合时所需的温度及聚合时间）进行包埋，制成包埋块。

5. 超薄切片　超薄切片的最大面积为 0.5mm×0.5mm 左右，要切出较理想的超薄切片，不仅超薄切片机质量要好，还要有渗透、包埋好的包埋块，以及要有好的切片刀和技术熟练的操作者等。

6. 切片染色

（1）染色的作用：所谓电子染色是利用某些重金属盐（如铅、铀、锇等）能与细胞的某些结构和成分结合，以增加其电子散射能力，进而达到提高反差的一种方法。不同结构成分上吸附有不同数量重金属原子，结合重金属原子较多的区域（即结构致密、原子序数高的部分）具有较强的电子散射能力，在电镜下呈现为电子致密的黑色；结合重金属原子较少的区域则为浅黑色或灰黑色；没有结合重金属的区域是电子透明的区域。因此，经过电子染色处理可提高样品反差，增加图像清晰度。

（2）电子染色剂

1）醋酸铀：也称醋酸双氧铀，是广泛使用的染色剂，它以提高核酸、蛋白质和结缔组织纤维的反差为主，对膜染色效果较差。

2）柠檬酸铅：是目前使用最广泛的电镜染色剂，密度大，对各种组织结构都有广泛的亲和作用，尤以提高细胞膜系统及脂类物质的反差为好，对不能被锇酸染色的糖原更具有染色作用。

染色的方式：由于铀和铅具有不同的染色特征，所以目前切片普遍都采用双重染色，即先用醋酸铀染色后，再用柠檬酸铅染色，相互补充，从而获得较佳的染色效果。

第二章 上皮组织（Epithelial Tissue）

一、翻转课堂读切片

单层柱状上皮（simple columnar epithelium）

【课前准备】

1. 预习单层柱状上皮的相关理论知识。

2. 观看上皮组织实验教学视频。

3. 完成网络作业。

【目的】 掌握单层柱状上皮的结构与分布。

【导读】

1. 被覆上皮一般位于器官或组织的什么部位？怎样才能快速定位上皮组织？

2. 上皮组织有哪些类型？如何分类？

3. 单层柱状上皮在光镜下具有怎样的结构特征？其主要的细胞构成有哪些？

4. 单层柱状上皮与其他类型的上皮有什么区别？

【取材】 狗的小肠，石蜡切片。

【染色】 HE 染色。

【内容】

1. **低倍观察** 低倍镜下见小肠有内腔面和外表面两个面，其中可见许多纵行指状突起的面是腔面，即黏膜面，指状突起为小肠绒毛。选择一根小肠绒毛观察，可见绒毛表面覆盖有一层上皮组织，即单层柱状上皮（图 2-1）。

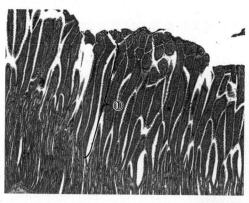

图 2-1 单层柱状上皮（低倍）
①小肠绒毛

2. **高倍观察** 找到上皮组织基底部，可见一层粉红色薄膜，即基膜。自基膜开始，由基底面至游离面观察上皮组织。小肠的单层柱状上皮主要由两种细胞组成：柱状细胞和杯状细胞（图 2-2）。

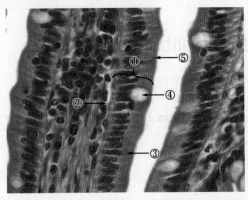

图 2-2　单层柱状上皮（高倍）
①单层柱状上皮；②基膜；③柱状细胞；
④杯状细胞；⑤纹状缘

（1）柱状细胞：数量多，为单层柱状上皮的主要构成细胞。细胞呈柱状，核长椭圆形，靠近细胞基底部，胞质呈嗜酸性。细胞游离面可见染成浅红色的细线状结构，即纹状缘。

（2）杯状细胞：数量较少，夹杂在柱状细胞之间。细胞呈高脚酒杯状，细胞顶部膨大，基底部尖细，连接基膜。核位于基底部，常为小三角形或扁圆形，着色深，胞质内充满黏原颗粒，因颗粒在固定过程中常被溶解，故胞质浅染呈空泡状。

二、精读切片

（一）单层扁平上皮（simple squamous epithelium）

【目的】　掌握单层扁平上皮的结构与分布。

【取材】　山羊的心脏，石蜡切片。

【染色】　HE 染色。

【内容】

1. 低倍观察　找到心脏的腔面，可见其表面覆盖一层极薄的上皮组织，即单层扁平上皮（图 2-3）。

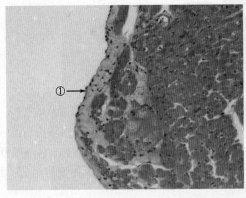

图 2-3　单层扁平上皮（低倍）
①单层扁平上皮

2. 高倍观察　单层扁平上皮由一层扁而薄呈线状的细胞组成，细胞核呈扁椭圆形，与细胞长轴一致，略突出于表面，胞质极薄，嗜酸性，细胞之间界线不清（图 2-4）。

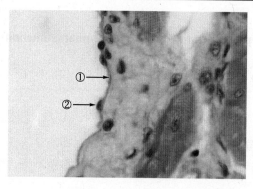

图 2-4 单层扁平上皮（高倍）
①单层扁平上皮；②上皮细胞核

（二）单层立方上皮（simple cuboidal epithelium）

【目的】 掌握单层立方上皮的结构与分布。

【取材】 豚鼠的肾脏，石蜡切片

【染色】 HE 染色。

【内容】

1. **肉眼观察** 肾标本呈锥体形，染色较深的部分为皮质，染色较浅的部分为髓质。

2. **低倍观察** 在肾髓质内，观察管腔最大且管径最粗的小管，即集合小管（图 2-5）。

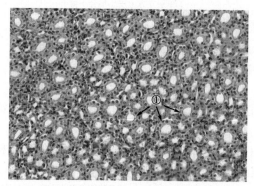

图 2-5 单层立方上皮（低倍）
①单层立方上皮（集合小管）

3. **高倍观察** 集合小管的管壁即单层立方上皮，细胞呈正方形，边界清晰，胞核呈圆形，位于细胞中央，胞质染色浅（图 2-6）。

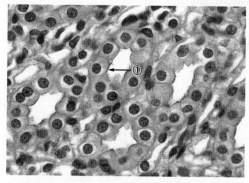

图 2-6 单层立方上皮（高倍）
①单层立方上皮（集合小管）

（三）假复层纤毛柱状上皮（pseudostratified ciliated columnar epithelium）

【目的】　掌握假复层纤毛柱状上皮的结构与分布。

【取材】　狗的气管，石蜡切片。

【染色】　HE 染色。

【内容】

1. 低倍观察　在气管腔面上，覆盖有一层紫蓝色的上皮组织，即假复层纤毛柱状上皮，基底面和游离面比较整齐，基膜明显，细胞核高低不一，参差不齐，形似复层（图 2-7）。

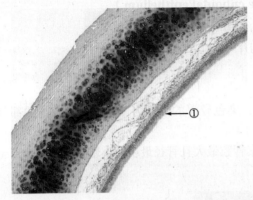

图 2-7　假复层纤毛柱状上皮（低倍）
①单层立方上皮（集合小管）

2. 高倍观察　由基底面至游离面观察上皮，可见上皮由多种细胞排列而成，所有细胞的基部均位于基膜上，故为**单层上皮**（图 2-8）。注意观察以下细胞：

（1）锥体细胞：紧贴于基膜，细胞小，呈锥体形，胞核小，圆形，染色深，位于细胞中央。

（2）梭形细胞：呈梭形，细胞核呈椭圆形，长轴平行于细胞纵轴，分布于锥体细胞和柱状细胞的胞核之间。

（3）柱状细胞：数量最多，呈柱状，基部较窄，顶部较宽，可达腔面，胞核较大，椭圆形，染色浅，位于细胞近腔面，细胞游离面可见细丝状的纤毛。

（4）杯状细胞：夹杂在柱状细胞之间，高脚酒杯状，呈圆形或椭圆形，空泡状，底部较细窄，细胞核位于底部较细窄的区域，染色深，常呈三角形或不规则形。

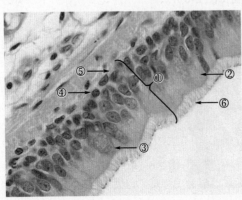

图 2-8　假复层纤毛柱状上皮（高倍）
①假复层纤毛柱状上皮；②柱状细胞；③杯状细胞；④锥体细胞；⑤基膜；⑥纤毛

（四）复层扁平上皮（stratified squamouse epithelium）

【目的】　掌握复层扁平上皮的结构与分布。

【取材】　狗的食管，石蜡切片。

【染色】　HE 染色。

【内容】

1. 低倍观察　食管近腔面表面有一层较厚的蓝紫色结构，为复层扁平上皮，其游离面较平坦，但基底面凹凸不平。上皮由多层细胞排列而成（图 2-9）。

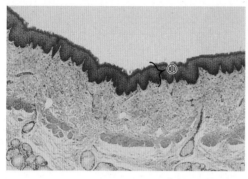

图 2-9　复层扁平上皮（低倍）
①复层扁平上皮

2. 高倍观察　由基底面至游离面观察上皮，复层扁平上皮由以下三层细胞构成（图 2-10）。

（1）基底层细胞：位于基膜上，由一层排列密集的立方形或矮柱状细胞组成，细胞体积较小，胞核呈椭圆形，染色深。

（2）中间层细胞：位于基底层细胞上方，为数层多边形细胞，细胞体积较大，细胞核呈圆形或椭圆形，位于细胞中央，靠近表面的细胞逐渐变呈梭形。

（3）表层细胞：位于上皮浅层，由数层扁平细胞组成，胞核扁平或呈梭形，染色较浅。

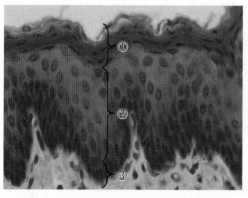

图 2-10　复层扁平上皮（高倍）
①表层细胞；②中间层细胞；③基底层细胞

3. 注意　食管腔面的上皮为未角化的复层扁平上皮，与角化的复层扁平上皮主要的差别是上皮游离面的角质层。角质层由多层完全角化死亡的扁平细胞组成，胞质内充满嗜酸性的角质蛋白，细胞轮廓不清。

（五）变移上皮（transitional epithelium）

【目的】　掌握变移上皮的结构与分布。

【取材】　狗的膀胱，石蜡切片。

【染色】　HE 染色。

【内容】

1. 低倍观察　在膀胱的内表面，可见向腔面凸起的黏膜皱襞，表面衬有变移上皮（图 2-11）。

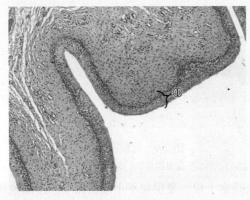

图 2-11　变移上皮（低倍）
①变移上皮

2. 高倍观察　由基底面至游离面观察上皮，可见以下几层细胞（图 2-12）。

（1）基底层细胞：位于基膜上，矮柱状或立方形的一层细胞，体积较小。

（2）中间层细胞：多边形或梨形，核圆形。

（3）表层细胞（盖细胞）：体积大，多边形，可见双核，胞质嗜酸性，近游离面胞质染色较深。

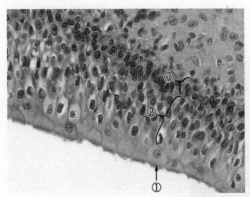

图 2-12　变移上皮（高倍）
①表层细胞；②中间层细胞；③基底层细胞

3. 注意　变移上皮的形态和层数随膀胱容积而变化，当膀胱充盈时，上皮变薄，细胞层数减少，浅层细胞变扁，体积减小。

三、课 堂 作 业

绘制单层柱状上皮，并用中英文标注出下列结构。

1. 单层柱状上皮
2. 柱状细胞
3. 杯状细胞
4. 基膜
5. 纹状缘

第三章　固有结缔组织（Connective Tissue Proper）

一、翻转课堂读切片

疏松结缔组织铺片（loose connective tissue stretched preparation）

【课前准备】

1.预习疏松结缔组织的相关理论知识。

2.观看疏松结缔组织的实验教学视频。

3.完成网络作业。

【目的】

1.掌握　结缔组织的一般特征。

2.熟悉　疏松结缔组织的胶原纤维、弹性纤维、成纤维细胞、巨噬细胞和肥大细胞的光镜结构。

【导读】

1.铺片中有几种纤维？鉴别并描述每种纤维的特征。

2.铺片中数量最多的是什么细胞？此细胞的结构特征是什么？

3.铺片中三五成群分布的是什么细胞，此细胞的结构特征是什么？铺片中具有吞噬功能的是什么细胞，此细胞的结构特征是什么？如何在光镜下鉴别这两种细胞？

【取材】　小鼠肠系膜，铺片。

【染色】　台盼蓝活体注射；碘苏木素、中性红和伊红染色。

【内容】

1.低倍观察　镜下寻找铺片中较薄、均匀透光而无重叠处进行观察。可见许多散在分布的细胞、细丝状的纤维和无定形基质（纤维与细胞之间的空隙为无定形基质，染成淡粉红色）；偶见毛细血管，内有红细胞（图3-1）。

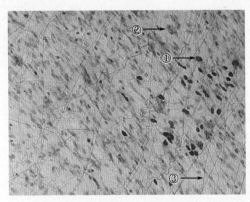

图3-1　疏松结缔组织铺片（低倍）
①肥大细胞；②巨噬细胞；③弹性纤维

2.高倍观察　鉴别铺片上的各种细胞，重点观察成纤维细胞、肥大细胞和巨噬细胞。观察并比较胶原纤维和弹性纤维。（图3-2～图3-4）。

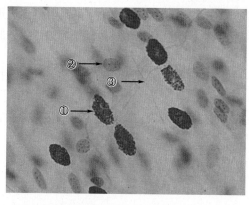

图 3-2　疏松结缔组织铺片（高倍）
①肥大细胞；②成纤维细胞；③弹性纤维

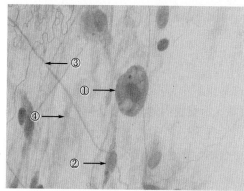

图 3-3　疏松结缔组织铺片（高倍）
①巨噬细胞；②成纤维细胞；③弹性纤维；
④胶原纤维

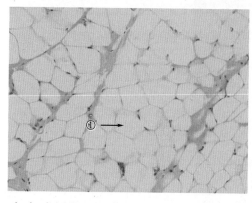

图 3-4　大动脉外膜（高倍）
①脂肪细胞

（1）成纤维细胞（fibroblast）：数量最多，胞体大，扁平多突起，细胞界线不清楚；核大、呈卵圆形，染色浅，核仁明显；胞质弱嗜碱性。

（2）肥大细胞（mast cell）：圆形或卵圆形，常三五成群分布；核小、圆形或卵圆形，浅染，居中；胞质内充满粗大的、异染性的嗜碱性颗粒（根据染色所用的染料不同，颗粒着色不同，且由于颗粒密集，颗粒本身常不易分辨）。

（3）巨噬细胞（macrophage）：常单个散在分布；呈圆形、椭圆形或不规则形，核小，圆形或肾形，着色深；胞质丰富，呈嗜酸性，可含大小不等、分布不均的蓝色的台盼蓝颗粒或空泡。

（4）脂肪细胞（adipocyte）：单个或成群分布，体积较大，呈圆形或多边形，含有一个大脂滴，因其被溶解而呈透明空泡状，胞质和胞核被挤到细胞边缘处，胞核呈扁圆形，深染，位于细胞一侧。

（5）胶原纤维（collagen fiber）：数量较多，粗细不等，分支交错，排列疏松，染成粉红色。

（6）弹性纤维（elastic fiber）：多单条走行，较细，有分支，末端常见卷曲，有折光性，染成蓝黑色。

二、示教切片

（一）浆细胞（plasma cell）

【目的】　掌握浆细胞的形态结构。

【取材】　人的鼻黏膜，石蜡切片。

【染色】　HE 染色。

【内容】　油镜观察：在固有层结缔组织中，可见浆细胞，圆形或卵圆形；核圆，常偏于一侧，深染，染色质呈粗块状，沿核膜内侧呈辐射状排列，胞质嗜碱性，核旁可见一浅染区（图 3-5）。

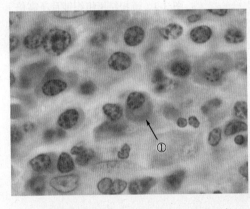

图 3-5　鼻黏膜（油镜）
①浆细胞

（二）网状组织（reticular tissue）

【目的】　熟悉网状组织的结构。

【取材】　猫的淋巴结，石蜡切片。

【染色】　浸银染色。

【内容】　高倍观察：网状纤维较细，染成棕黑色，有分支，交织成网（图 3-6）。

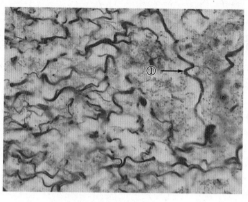

图 3-6　淋巴结（高倍）
①网状纤维

（三）规则致密结缔组织（regular dense connective tissue）

【目的】　熟悉规则致密结缔组织的结构。

【取材】　人的肌腱，石蜡切片。

【染色】　HE 染色。

【内容】　低倍观察：细胞和基质较少；大量粉红色的胶原纤维密集平行排列，其间有腱细胞排列成行，胞核呈长椭圆形，是一种形态特殊的成纤维细胞（图 3-7）。

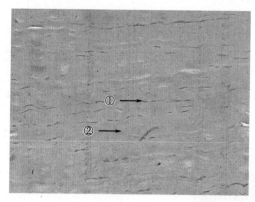

图 3-7　人肌腱（低倍）
①腱细胞；②胶原纤维束

三、课堂作业

绘制疏松结缔组织中的主要纤维和细胞，并用中英文标注出下列结构和细胞。

1. 胶原纤维

2. 弹性纤维

3. 成纤维细胞

4. 巨噬细胞

5. 肥大细胞

6. 浆细胞

7. 脂肪细胞

第四章　软骨和骨（Cartilage and Bone）

一、翻转课堂读切片

透明软骨（hyaline cartilage）

【课前准备】

1. 预习透明软骨的相关理论知识。

2. 观看透明软骨实验教学视频。

3. 完成网络作业。

【目的】

1. 掌握　软骨组织的构成和透明软骨的结构特点。

2. 熟悉　弹性软骨和纤维软骨的结构。

【导读】

1. 气管切片的软骨是何种类型？有什么特点？

2. 在软骨基质中能否观察到纤维成分？为什么？

3. 在切片上寻找软骨细胞、软骨陷窝、软骨囊和同源细胞群，并描述它们的结构特征。

【取材】　猫的气管，石蜡切片。

【染色】　HE 染色。

【内容】

1. **低倍观察**　气管管壁外 2/3 染成浅蓝色的半环状结构为透明软骨（图 4-1，图 4-2）。

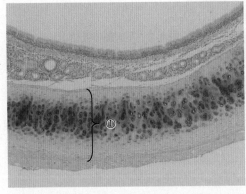

图 4-1　气管（低倍）
①透明软骨

2. **高倍观察**　由软骨的周围向中央详细观察透明软骨的结构（图 4-3）。

（1）**软骨膜**（perichondrium）：位于软骨外表面的规则致密结缔组织。可见粗大的胶原纤维束平行排列，其间有少量的成纤维细胞和基质。

（2）**软骨组织**（cartilage tissue）：位于软骨膜的内侧，由软骨细胞、基质和纤维等组成。

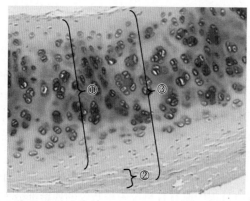

图 4-2　气管（低倍）
①软骨组织；②软骨膜；③透明软骨

1）软骨细胞（chondrocyte）：靠近软骨膜的软骨细胞，体积小，呈扁圆形，常单个分布，为幼稚的软骨细胞；位于软骨组织中央的软骨细胞，体积较大，呈圆形或椭圆形，核小而圆，核仁明显，胞质弱嗜碱性，可有空泡，为成熟的软骨细胞。在软骨组织的中央，可见软骨细胞三五成群聚集分布，为同源细胞群（isogenous group）。

2）软骨陷窝（cartilage lacuna）：为软骨细胞所在的小腔。

3）软骨囊（cartilage capsule）：软骨陷窝周围的基质呈强嗜碱性，形似囊状包裹于软骨细胞的周围，为软骨囊（生活状态时，细胞充满整个软骨陷窝；制片时，细胞胞体收缩，变成不规则形，细胞与软骨囊之间可出现空隙）。

4）基质：呈弱嗜碱性，染成浅蓝色。

5）纤维：为较细的胶原原纤维，埋于基质中，因其折光率与基质一致，故光镜下不易分辨。

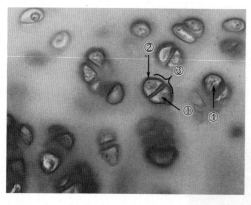

图 4-3　气管（高倍）
①软骨细胞；②软骨囊；③同源细胞群；
④软骨陷窝

二、精读切片

（一）骨组织（osseous tissue）

【目的】

1.掌握　骨组织结构。

2.熟悉　长骨骨密质的结构。

【取材】　人的指骨，长骨骨干横断面磨片。

【染色】　浸银染色。

【内容】

1. 肉眼观察　可见一块不规则形状的深色组织。

2. 低倍观察　可见大量的圆形骨单位横断面，以及其间的间骨板。有时可见内环骨板和外环骨板（骨磨片制作过程中可能脱落）。

（1）骨单位（osteon）：又称哈弗斯系统。由中央管和骨单位骨板组成。

1）中央管：骨单位中央的圆形的腔隙，可为空白，也可为染料填充而呈黑色。

2）骨单位骨板：围绕中央管，呈同心圆排列的数十层骨板。

（2）间骨板（interstitial lamella）：在骨单位之间或骨单位与环骨板之间，有一些排列不规则的骨板，是在骨生长与改建过程中原有骨单位未被吸收的残留部分（图4-4）。

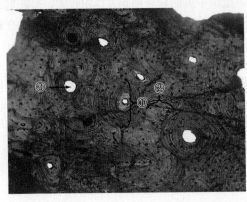

图 4-4　骨磨片（低倍）
①骨单位；②间骨板；③中央管

3. 高倍观察

（1）骨陷窝（bone lacuna）：骨板内或骨板之间，可见许多黑色的扁椭圆形结构，即骨陷窝，为骨细胞胞体所在的腔隙。

（2）骨小管（bone canaliculus）：从骨陷窝向四周呈放射状发出许多细长的黑色丝状结构为骨小管，是骨细胞的突起所在的腔隙。相邻骨小管互相连通，骨单位最内层的骨小管开口于中央管（图4-5）。

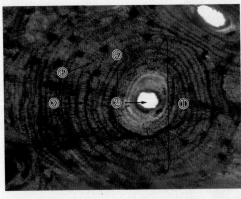

图 4-5　骨磨片（高倍）
①骨单位；②中央管；③骨单位骨板；④骨陷窝；
⑤骨小管

注意：因磨片关系，骨细胞已脱落，骨陷窝及骨小管内充填染料而呈现黑色。

（二）软骨内成骨（endochondral ossification）

【目的】　认识成骨细胞和破骨细胞的形态及骨化过程中的四个区。

【取材】　胎兔前肢纵切面，石蜡切片。

【染色】　HE 染色。

【内容】

1. 肉眼观察　组织块呈红色长条状，圆形膨大端为骨骺，其余为骨干。

2. 低倍观察　找到一个纵切面较长而完整的透明软骨，其一端为染成蓝色的骨骺软骨区，另一端为染成粉红色的骨干的骨髓腔区。从骨骺向骨干的骨髓腔方向顺序观察，可依次分为以下几个区：

（1）软骨储备区（reserve cartilage zone）：为透明软骨，软骨基质弱嗜碱性，呈淡蓝色，软骨细胞胞体小，散在分布。

（2）软骨增生区（proliferating cartilage zone）：软骨细胞胞体增大呈扁平状，形成纵行的软骨细胞柱，即同源细胞群。

（3）软骨钙化区（calcified cartilage zone）：软骨细胞肥大变圆，呈空泡状，核固缩，有的细胞已经消失，留下软骨陷窝。钙化的软骨基质呈强嗜碱性，染成深蓝色。

（4）成骨区（ossification zone）：可见浅蓝色钙化的软骨基质，其表面覆盖着粉红色的新形成的骨组织，形成条索状的过渡型骨小梁，骨小梁之间的空隙为骨髓腔，腔内充满红骨髓，含有各种幼稚及成熟的血细胞和血窦。骨小梁表面可见成骨细胞和破骨细胞（图 4-6 ～图 4-8）。

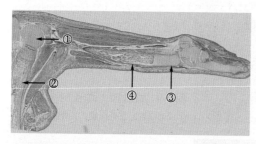

图 4-6　软骨内成骨一（低倍）
①骨骺；②骨干；③透明软骨；④骨髓腔

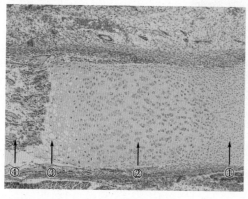

图 4-7　软骨内成骨二（低倍）
①软骨储备区；②软骨增生区；③软骨钙化区；
④成骨区

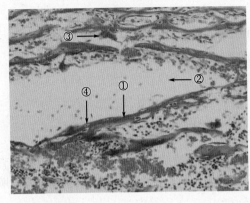

图 4-8　成骨区（低倍）
①骨小梁；②骨髓腔；③破骨细胞；④骨细胞

3. 高倍观察

（1）成骨细胞（osteoblast）：位于骨小梁表面，呈单层上皮样排列。细胞多呈矮柱状，核圆形，位于细胞一侧，胞质嗜碱性。

（2）破骨细胞（osteoclast）：常散在分布于骨小梁表面的凹陷处，是一种巨大的多核细胞。胞体大而不规则，胞质嗜酸性，胞体内可见多个卵圆形的细胞核。

（3）骨细胞（osteocyte）：单个散在分布于骨小梁基质中的骨陷窝内，胞体较小，细胞呈扁椭圆形，有突起，核扁圆形，胞质弱嗜碱性或嗜酸性（图 4-9，图 4-10）。

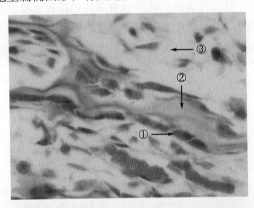

图 4-9　成骨区（高倍）
①成骨细胞；②骨小梁；③骨髓腔

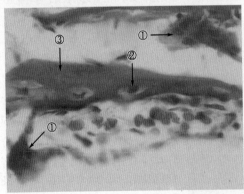

图 4-10　成骨区（高倍）
①破骨细胞；②骨细胞；③骨小梁

三、示 教 切 片

（一）弹性软骨（elastic cartilage）（图4-11，图4-12）

【目的】　熟悉弹性软骨的结构。

【取材】　耳廓，石蜡切片。

【染色】　雷琐辛染色。

【内容】　高倍观察：弹性软骨与透明软骨相似，但弹性软骨基质中含有大量紫黑色的弹性纤维。纤维从各个方向贯穿软骨并交织成网，且在软骨陷窝附近交织得特别紧密。细胞未被染色。

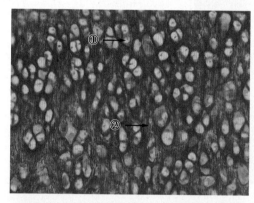

图 4-11　弹性软骨（低倍）
①软骨细胞；②弹性纤维

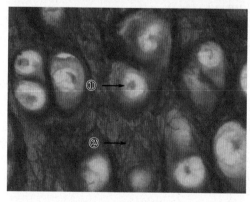

图 4-12　弹性软骨（高倍）
①软骨细胞；②弹性纤维

（二）纤维软骨（fibrocartilage）（图4-13，图4-14）

【目的】　熟悉纤维软骨的结构。

【取材】　椎间盘，石蜡切片。

【染色】　HE 染色。

【内容】　高倍观察：纤维软骨基质中含有密集的红色的胶原纤维束，常平行或交叉排列，在纤维之间夹有成串的软骨细胞。

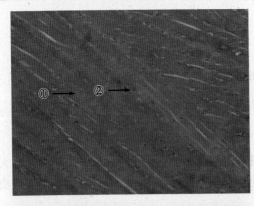

图 4-13　纤维软骨（低倍）
①胶原纤维束；②软骨细胞

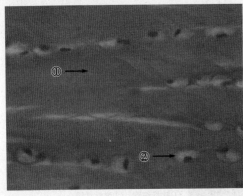

图 4-14　纤维软骨（高倍）
①胶原纤维束；②软骨细胞

四、课堂作业

绘制骨单位，并用中英文标注出下列结构。

1. 骨单位
2. 中央管
3. 骨单位骨板
4. 骨陷窝
5. 骨小管

第五章　血液（Blood）

一、翻转课堂读切片

血涂片（blood smear）

【课前准备】

1. 血液及血细胞的相关理论知识。

2. 观看血细胞实验教学视频。

3. 完成网络作业。

【目的】

1. **掌握**　红细胞的形态结构与正常值；中性粒细胞、嗜酸性粒细胞、嗜碱性粒细胞、淋巴细胞、单核细胞的光镜结构与正常值。

2. **熟悉**　血小板的形态结构与正常值。

【导读】

1. 涂片中数量最多的是什么细胞？此类细胞的结构特征是什么？

2. 血液中有哪几类白细胞？在血涂片中找出这几种白细胞，每种白细胞具有什么特征？它们在血液中的正常值以及比例如何？

3. 如何区分有粒白细胞？

4. 如何区分无粒白细胞？

【取材】　人外周血，涂片。

【染色】　瑞特（Wright）染色。

【内容】

1. **低倍观察**　低倍镜下调节焦距，浏览血涂片，寻找血涂片涂抹薄而均匀及无细胞重叠的视野（图 5-1），切换至高倍镜。

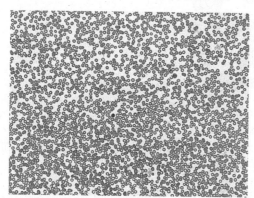

图 5-1　血涂片一（低倍）

2. **高倍观察**　见大量散在、小而圆的无核细胞，胞质染成橘红色，为红细胞。在红细胞间有少量散在分布的大而圆、含有紫蓝色细胞核的细胞，为白细胞（图 5-2）。将镜头移开，滴加镜油于标本上，转换至油镜。

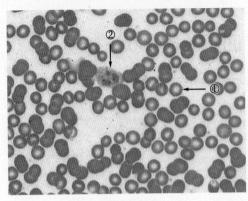

图 5-2　血涂片二（高倍）
①红细胞；②白细胞

3. 油镜　按照城墙式的顺序（图 5-3）移动载玻片，在油镜下寻找各类血细胞。

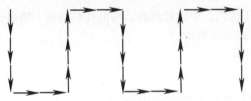

图 5-3　血涂片观察顺序示意图

（1）红细胞（erythrocyte）（图 5-4）：数量最多，小而圆，无细胞核，胞质呈嗜酸性，中央染色浅，周边染色深。

（2）中性粒细胞（neutrophils）（图 5-4）：白细胞中数量最多，占白细胞总数的 50% ～ 70%，细胞呈圆形，较红细胞大，核紫蓝色，呈杆状或分叶状，可分 2 ～ 5 叶，以 3 叶居多，胞质内含细小而均匀分布的淡紫色或淡红色颗粒。

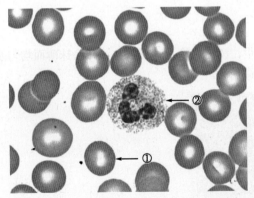

图 5-4　血涂片三（油镜）
①红细胞；②中性粒细胞

（3）嗜酸性粒细胞（eosinophils）（图 5-5）：占白细胞总数的 0.5% ～ 3%，细胞呈圆形，大小与中性粒细胞相近，核常分 2 叶，呈"八"字形，胞质内含粗大的嗜酸性颗粒，颗粒大小一致，分布均匀，呈橘红色，带折光性。

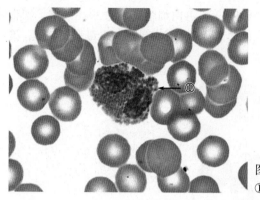

图 5-5　血涂片四（油镜）
①嗜酸性粒细胞

（4）嗜碱性粒细胞（basophil）（图 5-6）：数量很少，占白细胞总数的 0%～1%，细胞呈圆形，直径接近中性粒细胞，核呈 S 形或不规则形，染色较浅，边界不清，且常被胞质内颗粒覆盖，胞质内含紫蓝色的嗜碱性颗粒，大小不等，分布不均。

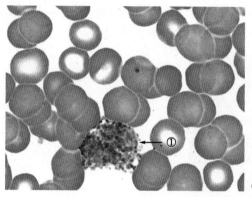

图 5-6　血涂片五（油镜）
①嗜碱性粒细胞

（5）淋巴细胞（lymphocyte）（图 5-7）：占白细胞总数的 20%～30%，细胞呈圆形，大小不一，以小淋巴细胞为主，与红细胞直径相近，核大而圆，染色深，常呈块状，一侧常有一小凹陷，胞质少，嗜碱性，呈蔚蓝色，常呈窄环状围绕在胞核周围。

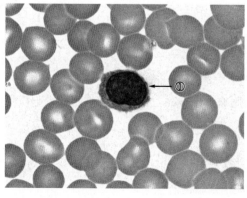

图 5-7　血涂片六（油镜）
①淋巴细胞

（6）单核细胞（monocyte）（图5-8）：占白细胞总数的3%～8%，细胞体积在白细胞中最大，呈圆形或椭圆形，核常为肾形或马蹄铁形，少量呈椭圆形，染色较浅，胞质较多，呈弱嗜碱性，染成灰蓝色。

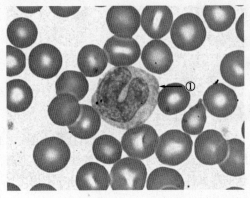

图5-8　血涂片七（油镜）
①单核细胞

（7）血小板（platelet）（图5-9）：体积最小，常成群分布，无细胞核，周边部染成浅蓝色，为透明区，中央部分含细小的紫红色颗粒，为颗粒区。

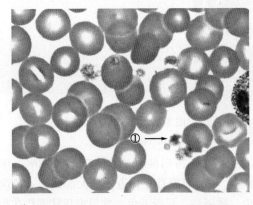

图5-9　血涂片八（油镜）
①血小板

二、示 教 切 片

网织红细胞（reticulocyte）

【目的】　熟悉网织红细胞的形态结构与正常值。

【取材】　人外周血，涂片。

【染色】　煌焦油蓝染色。

【内容】　高倍观察：网织红细胞略大于成熟红细胞，无细胞核，胞质中可见染成蓝色的细网状或颗粒状核糖体。

三、课 堂 作 业

绘制各种血细胞，并用中英文标注下列结构。

1. 红细胞
2. 中性粒细胞

3. 嗜酸性粒细胞

4. 嗜碱性粒细胞

5. 淋巴细胞

6. 单核细胞

7. 血小板

第六章　肌组织（Muscle Tissue）

一、翻转课堂读切片

骨骼肌（skeletal muscle）

【课前准备】

1. 预习骨骼肌组织的相关理论知识。

2. 观看肌组织实验教学视频。

3. 完成网络作业。

【目的】　掌握骨骼肌组织的光镜结构。

【导读】

1. 骨骼肌纤维的形态如何？

2. 骨骼肌纤维的胞核有何特征？

3. 骨骼肌纤维的肌质内有哪些特征性的结构？

【取材】　舌肌，石蜡切片。

【染色】　HE 染色及铁苏木素染色。

【内容】

1. 低倍观察　纵切面，骨骼肌纤维呈长条柱状，平行排列，肌纤维间有少量结缔组织，即肌内膜（图 6-1）。横切面，骨骼肌纤维呈圆形或椭圆形（图 6-2）。

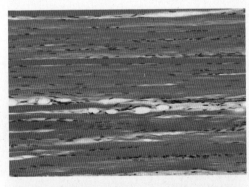

图 6-1　骨骼肌纵切面（低倍）

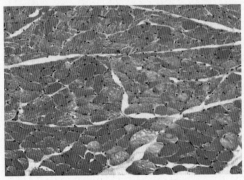

图 6-2　骨骼肌横切面（低倍）

2. 高倍观察 分别观察纵切面和横切面。

（1）纵切面：骨骼肌纤维呈长条柱状，核数量多，呈扁椭圆形，位于肌膜下方，HE 染色肌浆呈嗜酸性，内含许多与肌纤维长轴平行排列的细丝状结构，即肌原纤维，肌浆内可见明暗相间的横纹，内含明带和暗带（图 6-3）。铁苏木素染色横纹更加明显（图 6-4）。

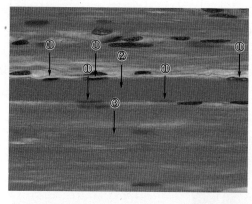

图 6-3　骨骼肌纵切面（高倍）
①骨骼肌细胞核；②横纹；③肌原纤维

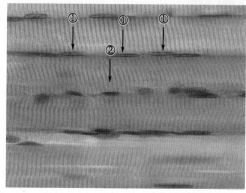

图 6-4　骨骼肌纵切面（铁苏木素染色，高倍）
①骨骼肌细胞核；②横纹

（2）横切面：骨骼肌纤维呈圆形或椭圆形，大小一致，核多个，紧贴肌膜，肌浆内充满嗜酸性点状的肌原纤维（图 6-5）。

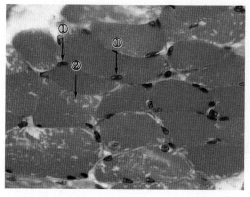

图 6-5　骨骼肌横切面（高倍）
①骨骼肌细胞核；②肌原纤维

二、精读切片

心肌（cardiac muscle）

【目的】　掌握心肌组织的光镜结构。

【取材】　心脏，石蜡切片。

【染色】　HE 染色及铁苏木素染色。

【内容】

1. **低倍观察**　心脏切片中间的大片嗜酸性区域即为心肌组织，可见心肌被切成纵切面、横切面或斜切面（图6-6）。

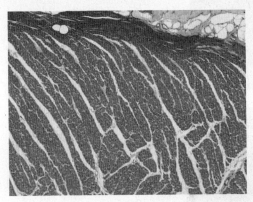

图 6-6　心肌（低倍）

2. **高倍观察**　分别观察心肌的纵切面和横切面。

（1）纵切面：心肌纤维呈短柱状，有分支并吻合成网，借助闰盘端端相连，闰盘为相邻心肌细胞之间深染且较粗的横线状结构（图6-7）。铁苏木素染色闰盘更加清晰（图6-8）。胞核椭圆形，有1个或2个，位于细胞中央，核周肌浆染色浅，肌浆内可见横纹，但没有骨骼肌的发达。

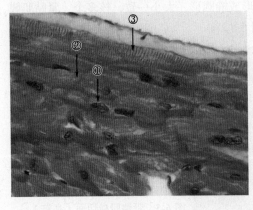

图 6-7　心肌纵切面（高倍）
①心肌细胞核；②闰盘；③横纹

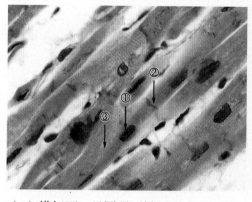

图 6-8　心肌（铁苏木素染色，高倍）
①心肌细胞核；②闰盘；③横纹

（2）横切面：呈圆形、椭圆形或不规则形，胞核位于细胞中央，核周染色浅，肌浆内可见散在点状的肌原纤维。肌纤维间分布有丰富的结缔组织和毛细血管（图6-9）。

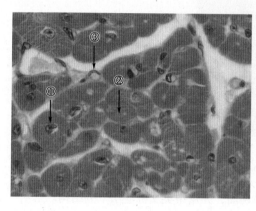

图 6-9　心肌横切面（高倍）
①心肌细胞核；②肌原纤维；③毛细血管

三、示教切片

平滑肌（smooth muscle）

【目的】　熟悉平滑肌组织的光镜结构。

【取材】　小肠，石蜡切片。

【染色】　HE 染色。

【内容】

1. 低倍观察　观察小肠管壁，见较厚的嗜酸性组织，靠近外表面，即为平滑肌组织，由纵切面和横切面组成（图6-10）。

2. 高倍观察　纵切面肌纤维呈长梭形，核呈长椭圆形或杆状，位于细胞中央，无横纹。横断面肌纤维呈圆形或点状，大小不一，少量直径较大者可见胞核（图6-11）。

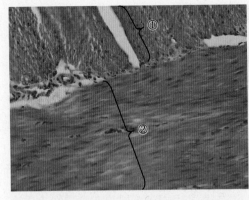

图 6-10　平滑肌（低倍）
①平滑肌横切面；②平滑肌纵切面

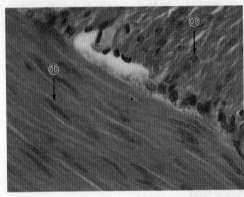

图 6-11　平滑肌（高倍）
①平滑肌细胞核

四、课堂作业

绘制骨骼肌和心肌的纵切面和横切面，并用中英文标注出下列结构。

1. 骨骼肌纤维
2. 横纹
3. 肌原纤维
4. 心肌纤维
5. 闰盘

第七章　神经组织（Nervous Tissue）

一、翻转课堂读切片

脊髓（spinal cord）

【课前准备】

1. 预习神经组织、大脑及小脑等相关理论知识。

2. 观看神经系统的实验教学视频。

3. 完成网络作业。

【目的】

1. 掌握　神经组织的构成；脊髓运动神经元的结构特征。

2. 熟悉　神经管和室管膜细胞的结构特征。

【导读】

1. 课前预习理论知识，观看视频。

2. 脊髓白质和灰质是如何分布的？分别有哪些结构特征？

3. 脊髓前角运动神经元的结构特征有哪些？

【取材】　猫的脊髓，石蜡切片。

【染色】　HE 染色。

【内容】

1. 低倍观察　镜下可见，周围染色浅的部位为白质，中间染色深的为灰质。

（1）灰质：呈蝴蝶形，前部宽大的突起为前角，后部较细的突起为后角。前角中有许多大小不等、形态不规则、被染成紫蓝色的运动神经元的胞体。后角的神经元较小。神经元之间可见许多小而呈圆形的细胞核，即神经胶质细胞的核。

（2）白质：位于脊髓的周围部分，着色较浅，呈筛网状。可见许多有髓神经纤维的横断面。在前角找到一个形态结构完整的神经元至高倍镜下进行后续观察。

（3）中央管：位于灰质的中心，管壁内侧衬有一层立方或柱状上皮样细胞，这些细胞为室管膜细胞（图 7-1，图 7-2）。

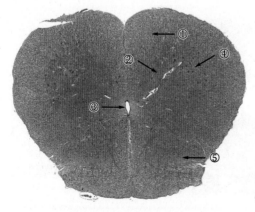

图 7-1　脊髓（低倍）
①灰质；②白质；③中央管；④前角；⑤后角

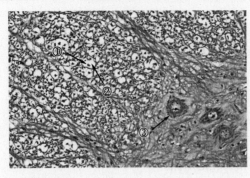

图 7-2　脊髓前角（低倍）
①有髓神经纤维轴突；②有髓神经纤维髓鞘；
③运动神经元

2. 高倍观察

（1）运动神经元（motor neuron）：为多极神经元，胞体大，呈多角形或不规则形，伸出数个突起。细胞核位于细胞中央，大而圆，浅染，呈空泡状；核仁明显，圆而大。核周质中可见许多蓝紫色呈粗块状或颗粒状的尼氏体。在胞体一侧有时可见自胞体发出呈圆锥形的浅染区，为轴丘，是轴突的起始部。轴丘、轴突内均不含尼氏体（图 7-3）。

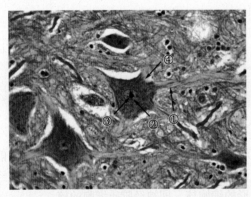

图 7-3　运动神经元（高倍）
①树突；②细胞核；③核仁；④轴丘

（2）有髓神经纤维（myelinated nerve fiber）：白质中可见大量呈圆形或椭圆形的结构，即有髓神经纤维的横断面，中央染成红色或紫红的圆点为轴突，周围浅染呈空泡状的为髓鞘，髓鞘被较薄的神经膜包裹。

（3）室管膜细胞（ependymal cells）：中央管管腔内有一层呈立方形或矮柱状的上皮样细胞即为室管膜细胞（图 7-4）。

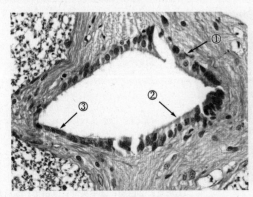

图 7-4　脊髓中央管（高倍）
①中央管；②矮柱状室管膜细胞；③立方形室管膜细胞

二、精 读 切 片

（一）大脑皮质（cerebral cortex）

【目的】　熟悉大脑皮质的分层及其结构特征。

【取材】　大鼠的大脑，石蜡切片。

【染色】　HE 染色和浸银染色。

【内容】

1. 低倍观察　大脑皮质位于大脑表层，厚且着色深，主要由大量的神经元胞体构成。皮质的深层着浅红色的部位是髓质，胞核少，主要由无髓神经纤维和神经胶质细胞构成。由外到内，大脑皮质的6层结构：①分子层：位于皮质的表层，染色浅，可见少量散在分布的胞核和大量的神经纤维，神经元数量少且体积小，主要为星形细胞和水平细胞两种。②外颗粒层：较薄，可见胞核密集排列，主要由小锥体细胞和颗粒细胞构成。③外锥体细胞层：较厚，细胞较少，胞体较大。主要由中、小型的锥体细胞构成。④内颗粒层：可见密集排列的细胞核，主要由大量的颗粒细胞和少量的锥体细胞构成。⑤内锥体细胞层：主要由大、中型锥体细胞构成，并可见散在分布的大锥体细胞的胞体。⑥多形细胞层：近髓质，细胞较小，形态多样，以梭形细胞为主（图 7-5）。

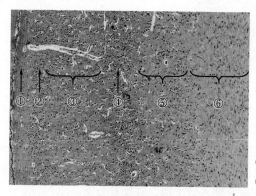

图 7-5　大脑皮质（低倍）
①分子层；②外颗粒层；③外锥体细胞层；
④内颗粒层；⑤内锥体细胞层；⑥多形细胞层

2. 高倍观察　在内锥体细胞层内选择体积较大的锥体细胞进行仔细观察（图7-6）。可见其胞体呈锥体形，锥顶朝向表面。在胞体的基部发出一些树突，树突表

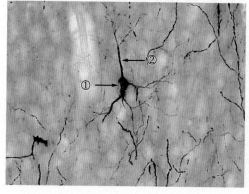

图 7-6　大脑皮质（银染，高倍）
①锥体细胞胞体；②锥体细胞突起

面有树突棘。核大而圆，居胞体中央，浅染，呈空泡状，核仁大且明显，核周质内含有尼氏体。

（二）小脑皮质（cerebellar cortex）

【目的】 熟悉小脑皮质的分层及其结构特征。

【取材】 大鼠小脑。

【染色】 HE 染色。

【内容】

1. 低倍观察 小脑的表面有许多大致平行的浅沟，将小脑分隔成大量的叶片状结构。小脑皮质位于外侧，染色深，髓质位于内侧，染色浅，皮质细胞核较深层的髓质数量多，两者之间界线清楚。皮质三层结构分界明显，厚而着色浅的为分子层；其深部厚而着色深的为颗粒层，两者之间排列着一层染色较深的神经元的胞体，该神经元为浦肯野细胞，该层为浦肯野细胞层（图 7-7）。

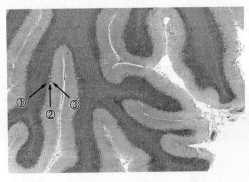

图 7-7 小脑皮质（低倍）
①颗粒层；②浦肯野细胞层；③分子层

2. 高倍观察 皮质由浅到深分 3 层。

（1）分子层：较厚，染色浅，内含大量淡红色的无髓神经纤维交错成网，神经元较少、分散，主要由星形细胞和篮状细胞构成。

（2）浦肯野细胞层：位于分子层和颗粒层之间，较为明显，由间断性排列的浦肯野细胞组成。胞体大，呈梨形，染色深，核较大，核周质内可见细颗粒状的尼氏体。浦肯野细胞胞体顶端发出 1～2 条主树突伸入分子层，并反复分支。

（3）颗粒层：该层较厚，由大量胞体较小的颗粒细胞和少量胞体较大的高尔基细胞构成。颗粒细胞的核小而圆，染色较深（图 7-8）。

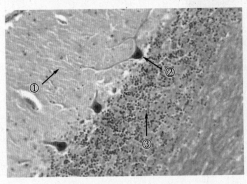

图 7-8 小脑皮质（高倍）
①分子层；②浦肯野细胞层；③颗粒层

（三）脊神经节（spinal ganglion）

【目的】

1. 掌握　脊神经节的主要结构特征。
2. 熟悉　脑神经节和脊神经节结构差异。

【取材】　大鼠脊神经节，石蜡切片。

【染色】　HE 染色。

【内容】

1. 低倍观察　脊神经节外表面被致密结缔组织构成的被膜包裹，并伸入节内分布于神经节细胞和神经纤维之间。节内的假单极神经元被有髓神经纤维束分隔而成群分布，每个假单极神经元胞体外均包裹一层呈扁平状的被囊（图7-9）。

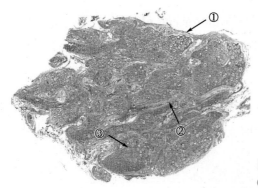

图 7-9　脊神经节（低倍）
①被膜；②有髓神经纤维束；③假单极神经元

2. 高倍观察

（1）假单极神经元：胞体切面多呈圆形或椭圆形，胞体较大，但大小不等，尼氏体呈细小颗粒状，较为分散，胞核大而圆，居中。胞体外有一层扁平或立方形细胞即卫星细胞（又可称为被囊细胞）包裹。

（2）有髓神经纤维：在细胞群之间可见到大量神经纤维的纵切面，其中主要是有髓神经纤维，在其中央有一条被染成红色的条索状结构即轴突，轴突外可见浅染而呈空泡状的髓鞘，髓鞘呈节段状将轴突包裹其中（图7-10，图7-11）。

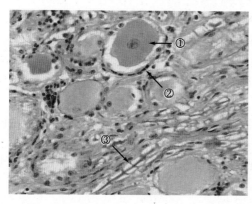

图 7-10　脊神经节（高倍）
①假单极神经元胞体；②卫星细胞；③有髓神经纤维

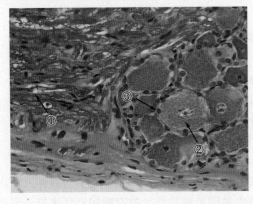

图 7-11　脊神经节（高倍）
①郎飞结；②假单极神经元胞体；③卫星细胞

三、示教切片

（一）运动终板（神经肌连接）（motor end plate）

【目的】　了解运动终板的形态结构特征。

【取材】　猫的肋间肌，撕片。

【染色】　氯化金染色法。

【内容】　高倍观察：骨骼肌呈紫红色条带状。神经纤维呈黑色，它的分枝末端形成鹰爪状贴附于骨骼肌纤维的表面，两者共同构成运动终板（图 7-12）。

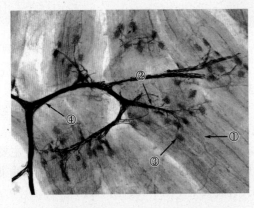

图 7-12　脊神经节（氯化金染色，高倍）
①骨骼肌纤维；②轴突终末分支；③运动终板；
④运动神经纤维

（二）触觉小体（tactile corpuscle）

【目的】　了解触觉小体的结构特征。

【取材】　人的足底皮，石蜡切片。

【染色】　HE 染色。

【内容】

1. 肉眼观察　复层扁平上皮颜色较深，结缔组织颜色较浅，两者的交界处凹凸不平。结缔组织向上皮突起，形成真皮乳头。

2. 低倍观察　在真皮乳头间可见梭形粉红色结构，为触觉小体，小体内由大量的扁平细胞组成（图 7-13）。

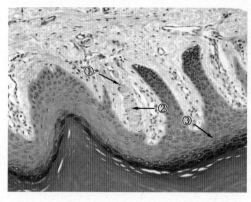

图 7-13　触觉小体（低倍）
①触觉小体；②扁平细胞；③复层扁平上皮

（三）环层小体（lamellar corpuscle）

【目的】　熟悉环层小体的结构特征。

【取材】　人的皮肤，石蜡切片。

【染色】　HE 染色。

【内容】

1. 低倍观察　真皮深层的结缔组织内，可见圆形或椭圆形的淡红色结构，即为环层小体。

2. 高倍观察　环层小体一般以横断面为多，小体中央有一条均质状的圆柱体；周围色浅的数十层扁平细胞构成同心圆的被囊（图 7-14）。

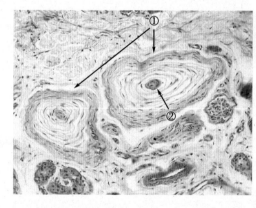

图 7-14　环层小体（高倍）
①环层小体；②圆柱体

（四）神经原纤维（neurofibril）

【目的】　了解神经原纤维的结构特征。

【取材】　猫的脊髓，石蜡切片。

【染色】　Cajal 镀银染色法。

【内容】

1. 低倍观察　前角运动神经元的胞体及突起染成棕黄色。

2. 高倍观察　运动神经元核居中，胞体及突起中均有棕褐色的细丝，为神经原纤维。其在胞体内交错排列成网，而在轴突与树突内呈平行排列（图 7-15）。

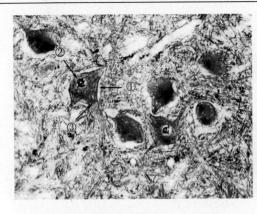

图 7-15 神经原纤维（Cajal 镀银染色，高倍）

①运动神经元；②细胞核；③神经原纤维

（五）星形胶质细胞（astrocyte）

【目的】 了解星形胶质细胞的结构特征。

【取材】 猫的大脑，石蜡切片。

【染色】 Golgi 镀银法。

【内容】 高倍观察：星形胶质细胞被染成棕黑色，胞体小，有许多突起，呈不规则形。其中由胞体向周围发出细长突起，且分支较少的为纤维型星形胶质细胞（图 7-16）。突起粗且分支较多的为原浆型星形胶质细胞。有时可见突起的末端附着于毛细血管壁上，形成脚板（图 7-17）。由于细胞突起不在同一平面内，可通过转动显微镜的细调节器，观察突起的形态。

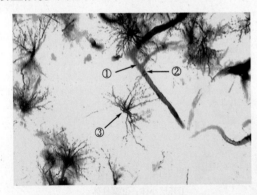

图 7-16 纤维型星形胶质细胞（Golgi 镀银染色，高倍）

①血管；②脚板；③纤维型星形胶质细胞

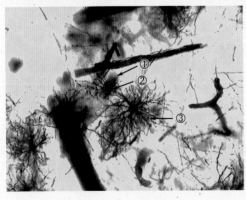

图 7-17 原浆型星形胶质细胞（Golgi 镀银染色，高倍）

①血管；②脚板；③原浆型星形胶质细胞

四、课堂作业

绘制运动神经元，并用中英文标注下列结构。

1. 运动神经元
2. 树突
3. 轴突
4. 轴丘
5. 细胞核
6. 核仁
7. 尼氏体

第八章 循环系统（Circulatory System）

一、翻转课堂读切片

中动脉（medium-sized artery）和中静脉（medium-sized vein）

【课前准备】

1. 预习循环系统相关理论知识。

2. 观看循环系统实验教学视频。

3. 完成网络作业。

【目的】

1. 掌握　中动脉的分层结构。

2. 熟悉　中静脉的结构特点。

【导读】

1. 在低倍镜下如何区分中动脉和中静脉？

2. 重点观察中动脉，结合中空性器官结构分层的特点，观察中动脉管壁的结构，管壁分为几层？分别是什么？

3. 中动脉管壁每层的结构组成？结合切片思考一下中动脉为何被称为肌性动脉？中动脉还有哪些动脉可被称为肌性动脉？

4. 中动脉管壁靠近管腔面有一条较明显的呈波浪状、亮粉色的条纹，观察并判断这是什么结构？这个结构在中静脉和大动脉管壁中是否存在？

5. 通过中动脉的结构特点联系其功能。

【取材】　狗的中动脉和中静脉，石蜡切片。

【染色】　HE染色。

【内容】

1. 低倍观察　首先分辨中动脉和中静脉。中动脉管腔比较小，形态规则呈圆形，管壁略厚，染色较深；中静脉管腔比较大，形态多呈不规则形，管壁较薄，染色较浅（图8-1，图8-2）。

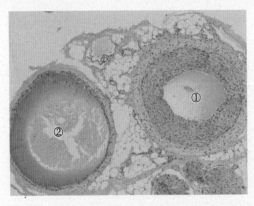

图8-1　中动脉和中静脉（低倍）

①中动脉；②中静脉

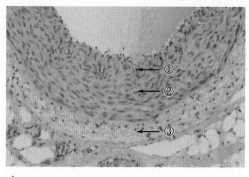

图 8-2　中动脉（低倍）
①内膜；②中膜；③外膜

2. 高倍观察

（1）中动脉（图 8-3）

1）内膜（tunica intima）：内皮位于管腔的内表面，为单层扁平上皮，其细胞核略凸向管腔面。内皮下层位于内皮的下方，为薄层的结缔组织。内弹性膜为一条亮粉红色、波浪状、较粗的条纹，可以作为内膜与中膜的分界线。

2）中膜（tunica media）：较厚，由 10 ～ 40 层环行排列的平滑肌纤维组成。

3）外膜（tunica adventitia）：稍薄，由疏松结缔组织构成。在外膜与中膜交界处，可见多层不连续分布、呈波浪状、亮粉红色的条纹，即外弹性膜，为中膜与外膜的分界线。在外膜中可见小动脉和小静脉，为营养血管。

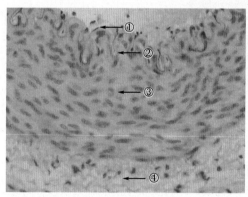

图 8-3　中动脉（高倍）
①内皮；②内弹性膜；③中膜；④外膜

（2）中静脉（图 8-4）.

1）内膜、中膜、外膜三层膜分界不清。

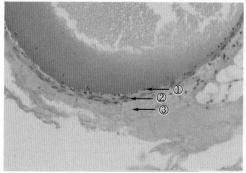

图 8-4　中静脉（高倍）
①内膜；②中膜；③外膜

2）无内、外弹性膜。

3）中膜较薄，仅由几层细小的排列稀疏的平滑肌纤维组成。

4）外膜较厚，由疏松结缔组织构成。

二、精读切片

（一）大动脉（large artery）

【目的】 掌握大动脉的分层及各层的结构特点。

【取材】 狗的大动脉，石蜡切片。

【染色】 HE 染色。

【内容】

1. 低倍观察 大动脉的管壁比较厚。3 层膜中，内膜较薄，与内弹性膜分界不清；中膜最厚，是由几十层呈波浪状、染成亮粉红色的条带状结构即弹性膜构成；外膜较薄，外弹性膜分辨不清。内膜和中膜分界不明显（图 8-5）。

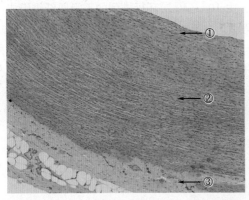

图 8-5 大动脉（低倍）
①内膜；②中膜；③外膜

2. 高倍观察 由内向外依次辨认各个结构。

（1）内膜（图 8-6）

1）内皮：为单层扁平上皮，其细胞核略凸向管腔面。

2）内皮下层：较明显，由结缔组织构成，内含少量平滑肌纤维及胶原纤维。

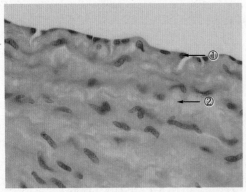

图 8-6 大动脉内膜（高倍）
①内皮；②内皮下层

3）内弹性膜：与中膜的弹性膜相连续排列，故内弹性膜不容易分辨，内膜与中膜的分界也不明显。

（2）中膜：最厚，由 40 ～ 70 层亮粉红色、呈波浪状的弹性膜组成，弹性膜之间夹杂有少量的平滑肌纤维和胶原纤维（图 8-7）。

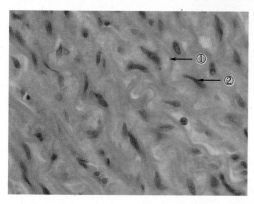

图 8-7　大动脉中膜（高倍）
①弹性膜；②平滑肌纤维

（3）外膜：较薄，为疏松结缔组织，外弹性膜不易辨认。其中可见小血管、脂肪细胞和神经组织等（图 8-8）。

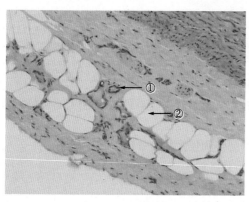

图 8-8　大动脉外膜（高倍）
①营养血管；②脂肪细胞

（二）心脏（heart）

【目的】　掌握心脏的分层及各层的结构组成。

【取材】　山羊的心脏，石蜡切片。

【染色】　HE 染色。

【内容】

1. 低倍观察　心脏壁比较厚，由内向外可分为心内膜、心肌膜和心外膜 3 层结构。心肌膜最厚，染色较深，由大量心肌纤维组成。心内膜和心外膜都比较薄，主要由结缔组织构成，染色较浅，在两者的表面均覆盖有单层扁平上皮，分别为内皮和间皮（图 8-9，图 8-10）。

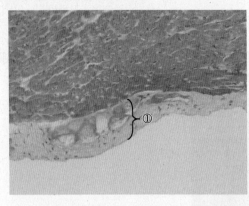

图 8-9 心内膜（低倍）
①心内膜

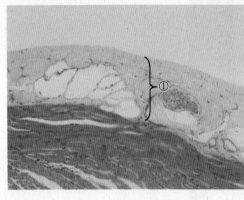

图 8-10 心外膜（低倍）
①心外膜

注意：心内膜和心外膜的鉴别判断。

（1）心内膜：在靠近心肌膜处分布有形态较大、染色较浅的束细胞（浦肯野纤维）。

（2）心外膜：分布有较多的脂肪细胞和较大的血管。

2. 高倍观察　由内向外依次观察下列结构。

（1）心内膜（图 8-11）

1）内皮：分布在内表面，为单层扁平上皮。

2）内皮下层：为薄层的结缔组织。

3）心内膜下层：为疏松结缔组织，此层可见大而浅染的浦肯野纤维，又称束细胞。束细胞与心肌纤维相比粗而短，肌质染色较浅，核小而染色较深，束细胞排列成一层或多层，可伸入到心肌膜的心肌纤维之间。

（2）心肌膜：最厚，由大量心肌纤维构成。心肌纤维的走向呈内纵、中环和外斜排列。在纵切面上，心肌纤维呈短柱状，有分支，胞核位于中央，相邻心肌纤维之间可见闰盘。在横切面上，心肌纤维呈大小均等的椭圆形，胞核位居中央。在心肌纤维之间的结缔组织中分布有丰富的毛细血管。

（3）心外膜：由疏松结缔组织构成，其中可见脂肪细胞和小血管，外表面被覆单层扁平上皮即间皮。

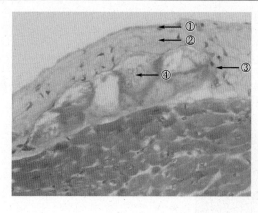

图 8-11 心内膜（高倍）
①内皮；②内皮下层；③心内膜下层；
④浦肯野纤维

三、示教切片

（一）中动脉和中静脉（medium artery and medium vein）

【目的】 掌握中动脉的分层及各层的结构特点。

【取材】 狗的中动脉和中静脉，石蜡切片。

【染色】 韦氏染色。

【内容】

1. 低倍观察 中动脉管腔较小，管壁较厚，形态较规则，有明显的内弹性膜（图 8-12）；中静脉管腔较大，管壁较薄容易塌陷，形态不规则，无内弹性膜。

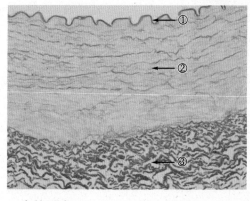

图 8-12 中动脉（韦氏染色，低倍）
①内膜；②中膜；③外膜

2. 高倍观察

（1）中动脉：在内膜与中膜的交界处，可见一条染成深蓝色、呈波浪状、较粗的条纹，即内弹性膜。在中膜与外膜交界处，可见多层断续、染成深蓝色、细丝状的弹性纤维交织，即外弹性膜。在中膜中，可见多层散在而染成深蓝色的弹性纤维。

（2）中静脉：与中动脉相比较，中静脉管壁中无内、外弹性膜，在管壁中可见少量散在的弹性纤维。

（二）大动脉（large artery）

【目的】 掌握大动脉的分层及各层的结构特点。

【取材】 狗的大动脉，石蜡切片。

【染色】 韦氏染色。

【内容】

1. 低倍观察 内膜和外膜较薄，内、外弹性膜分辨不清；中膜最厚，由数十层深蓝色粗条纹状的弹性膜构成，呈波浪状排列（图 8-13）。

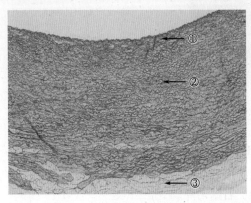

图 8-13 大动脉（韦氏染色，低倍）
①内膜；②中膜；③外膜

2. 高倍观察 中膜由 40 ～ 70 层的弹性膜组成，在弹性膜之间夹杂排列有少量的平滑肌纤维等。内、外弹性膜分辨不清（图 8-14）。

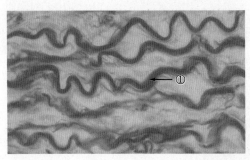

图 8-14 大动脉中膜（韦氏染色，高倍）
①弹性膜

四、课堂作业

绘制中动脉，并用中英文标注出下列结构。

1. 内膜

2. 内皮

3. 内皮下层

4. 内弹性膜

5. 中膜

6. 外膜

7. 外弹性膜

第九章 免疫系统（Immune System）

一、翻转课堂读切片

淋巴结（lymph node）

【课前准备】

1. 预习免疫系统的相关理论知识。

2. 观看免疫系统的实验教学视频。

3. 完成网络作业。

【目的】

1. **掌握** 淋巴结的结构及功能特点；两种形式淋巴组织的结构特征。

2. **熟悉** 淋巴细胞再循环的途径与意义。

【导读】

1. 结合实质性器官的结构特点，低倍镜下观察淋巴结的组成，思考为何皮质染色深，髓质染色浅？

2. 由表及里观察，淋巴结皮质由哪几部分组成？在切片中分别辨认出来。思考一下淋巴组织的两种形式（淋巴小结和弥散淋巴组织）分别对应淋巴结皮质的哪个部分？比较一下这两种淋巴组织在形态特点、细胞组成、功能上有何不同？

3. 淋巴结髓质由哪几部分组成？在切片中辨认出来。

4. 通过观察淋巴结的结构特点联系该器官的功能。思考以下问题：

（1）作为外周淋巴器官，淋巴结是免疫应答的场所，体液免疫和细胞免疫分别发生在淋巴结的哪些部位？

（2）淋巴结里的淋巴窦由哪几部分构成？有什么功能？

【取材】 猫的淋巴结，石蜡切片。

【染色】 HE 染色。

【内容】

1. **低倍观察**（图 9-1） 由外向内依次观察。

（1）被膜与小梁（capsule and trabeculae）：表面覆盖薄层的结缔组织，即被膜，被膜伸入实质中形成小梁。小梁较细不太明显，常被切成大小不等、形态各异的粉红色的结构（图 9-1）。

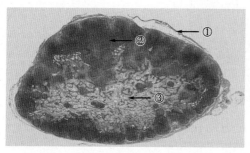

图 9-1 淋巴结（低倍）
①被膜；②皮质；③髓质

（2）皮质（cortex）：位于实质周围，由密集淋巴组织形成，故着色较深（图9-2）。

1）浅层皮质（peripheral cortex）：位于皮质浅层，靠近被膜，为B细胞聚集区域，是体液免疫应答的场所。由淋巴小结（lymphoid nodule）和小结外区组成。淋巴小结为圆形或椭圆形的小体，边界清晰，中央有一浅染的区域叫作生发中心，有生发中心的淋巴小结为次级淋巴小结。典型的次级淋巴小结可以辨认出小结帽、明区和暗区，小结帽多朝向淋巴窦的方向。在淋巴小结间分布有浅而薄的淋巴组织，为小结外区。

2）副皮质区（paracortical zone）：位于皮质深层，即淋巴小结与髓质之间。为弥散淋巴组织，弥散呈片状分布，界线不清楚。主要为T细胞聚集区域，是细胞免疫应答的场所，又称胸腺依赖区。在此区域中可见毛细血管后微静脉。

3）皮质淋巴窦（cortical sinus）：包括被膜下窦和小梁周窦。分布在被膜与皮质之间，染色较浅、细胞排列稀疏的狭长区域，即被膜下窦。分布在小梁与皮质淋巴组织之间，浅染、细胞稀疏的狭窄区域，即小梁周窦。

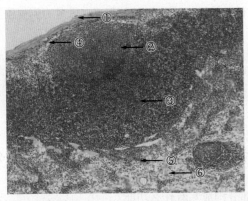

图9-2 淋巴结（低倍）
①被膜；②浅层皮质；③副皮质区；④被膜下窦；⑤髓索；⑥髓窦

（3）髓质（medulla）：位于实质中央，由髓索和髓窦组成（图9-3）。

1）髓索（medullary cord）：为条索状、细胞密集排列的淋巴组织，故着色较深。主要为B细胞聚集区域，是体液免疫应答的区域。

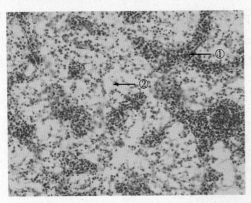

图9-3 淋巴结髓质（低倍）
①髓索；②髓窦

2）髓窦（medullary sinus）：在髓索之间或在髓索与小梁之间分布，管腔比较宽大且形态不规则，称为髓窦。髓窦与皮窦淋巴结共同组成淋巴结内过滤淋巴的管道，即淋巴窦。

2. 高倍观察

（1）淋巴小结（lymphoid nodule）：在皮质浅层寻找一个典型的次级淋巴小结，进行观察（图9-4）。

1）小结帽：由密集排列的小淋巴细胞组成，位于生发中心的外侧周边部，呈新月帽状，深染，朝向被膜下窦方向。

2）明区：由中淋巴细胞聚集组成，在生发中心的外侧部，浅染。

3）暗区：由大淋巴细胞聚集组成，在生发中心的内侧部，深染。

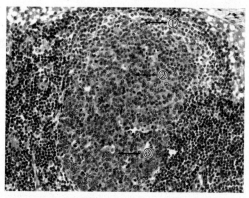

图 9-4 淋巴小结（高倍）
①小结帽；②明区；③暗区

（2）毛细血管后微静脉（postcapillary venule）：在副皮质区中寻找并观察毛细血管后微静脉，其为高内皮血管，管壁衬有单层立方形或矮柱状的内皮细胞，管壁中或管腔内可见淋巴细胞（图9-5）。

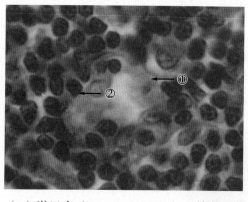

图 9-5 毛细血管后微静脉（高倍）
①高内皮细胞；②淋巴细胞

（3）淋巴窦（lymphatic sinus）：其窦壁衬有一层扁平的内皮细胞，窦腔内可见散在分布的星形内皮细胞、巨噬细胞和淋巴细胞等（图9-6）。

1）星形内皮细胞：轮廓不太清楚，呈星形，多突起，核大而染色浅，呈圆形或椭圆形，核仁大而明显。

2）巨噬细胞：轮廓较清楚，呈椭圆形或不规则形，核小而染色深，胞质呈嗜酸性。

3）淋巴细胞：呈圆形，核大而圆，染色较深，胞质少而不明显。

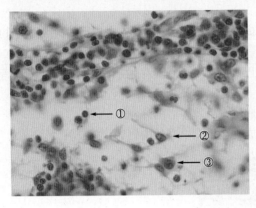

图 9-6　淋巴窦（高倍）
①淋巴细胞；②星形内皮细胞；③巨噬细胞

二、精读切片

（一）胸腺（thymus）

【目的】　熟悉胸腺的结构。

【取材】　人的胸腺，石蜡切片。

【染色】　HE 染色。

【内容】

1. 低倍观察（图 9-7，图 9-8）

（1）被膜和小叶间隔：胸腺表面被覆有薄层结缔组织，即被膜。被膜伸入实质中形成小叶间隔。小叶间隔将实质分隔成许多不完整的小叶。

（2）皮质：位于小叶周边，胸腺上皮细胞较少，胸腺细胞较多且排列密集，故着色较深。

（3）髓质：位于小叶中央，胸腺上皮细胞较多，胸腺细胞较少且排列稀疏，故着色较浅。相邻小叶的髓质可相互连续。胸腺小体：位于髓质中，由胸腺上皮细胞呈同心圆状环抱排列而成，为胸腺的特征性结构。

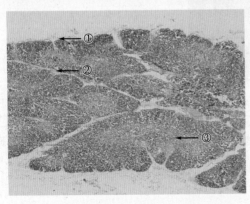

图 9-7　胸腺（低倍）
①被膜；②小叶间隔；③胸腺小叶

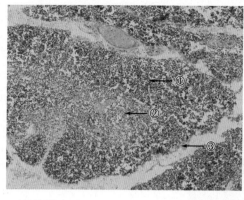

图 9-8　胸腺小叶（低倍）
①皮质；②髓质；③小叶间隔

2. 高倍观察

（1）胸腺细胞（thymocyte）：为发育早期的 T 淋巴细胞，胞核小而圆，着色较深，胞质少而不明显。皮质胸腺细胞多而排列密集，髓质胸腺细胞少而排列稀疏。

（2）胸腺上皮细胞：在髓质中较易分辨。细胞呈星形，胞核较大，椭圆形，着色较浅。

（3）胸腺小体（thymic corpuscle）：位于髓质中。小体由扁平形的上皮细胞呈同心圆状排列而成，呈椭圆形，染成粉红色，大小不等。小体周边的细胞大而幼稚、有胞核；中央的细胞较成熟，已角化、无胞核，呈均质状（图 9-9）。

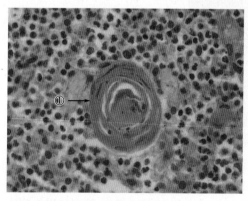

图 9-9　胸腺小体（高倍）
①胸腺小体

3. 鉴别与判断　在观察胸腺小体时，请勿与髓质内小血管相混淆。

（1）胸腺小体：呈圆形，染成粉红色，为扁平形的胸腺上皮细胞呈同心圆状排列所形成的实心小体。

（2）小血管：管壁较薄，内表面衬有扁平的内皮，有明显的管腔，腔内有血液或红细胞。

（二）脾（spleen）

【目的】　熟悉脾脏的结构。

【取材】　人的脾脏，石蜡切片。

【染色】　HE 染色。

【内容】

1. 低倍观察（图 9-10，图 9-11）

（1）被膜与小梁：表面被覆有致密结缔组织被膜，较厚，其内富含平滑肌纤维和弹性纤维，故着色较深，呈深红色。被膜表面被覆间皮。被膜伸入实质形成粗大而明显的小梁，切片上小梁呈现为大小不等的条索状或块状结构，染成深红色，内含平滑肌纤维及小梁动脉和小梁静脉。

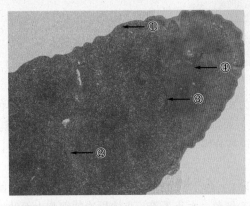

图 9-10　脾（低倍）
①被膜；②小梁；③白髓；④红髓

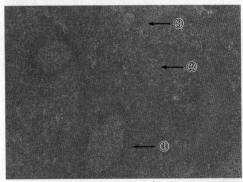

图 9-11　脾（低倍）
①白髓；②红髓；③小梁

（2）白髓（white pulp）：散在分布于实质中，由密集淋巴组织构成，呈椭圆形或条索状，着色较深，染成紫蓝色（图 9-12）。

1）动脉周围淋巴鞘（periarterial lymphatic sheath）：在白髓中首先找到中央动脉，可见围绕动脉周围分布的弥散淋巴组织，即动脉周围淋巴鞘。主要为 T 细胞聚集区域和细胞免疫应答的场所。此处无毛细血管后微静脉分布。

2）淋巴小结：又称脾小结。在动脉周围淋巴鞘的一侧可见淋巴小结，小结中央常有生发中心。典型的淋巴小结，可分辨出小结帽、明区和暗区，小结帽朝向红髓的方向。主要为 B 细胞聚集的区域和体液免疫应答的场所。

注意：因淋巴小结的分布差异及切面关系，故在脾的切片上，可见白髓呈现不同的结构状态，如有时仅能观察到动脉周围淋巴鞘，有时则是动脉周围淋巴鞘和淋巴小结均可见。

3）边缘区（marginal zone）：位于白髓与红髓交界处，为浅染而稀疏的狭窄淋巴组织。边缘区富含 B 细胞和巨噬细胞等。

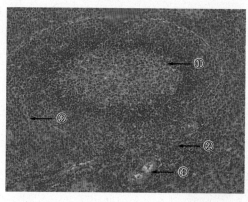

图 9-12 脾白髓（低倍）
①淋巴小结（脾小结）；②动脉周围淋巴鞘；
③边缘区；④中央动脉

（3）红髓（red pulp）：位于白髓之间或白髓与小梁之间，富含血细胞，由脾索和脾窦组成。因脾索和脾窦中均含有大量血细胞，故两者不易区分。实验时最好寻找含有少量血细胞的脾窦区进行观察（图 9-13）。

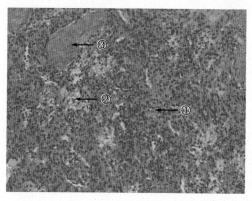

图 9-13 脾红髓（低倍）
①脾索；②脾窦；③小梁

1）脾索（splenic cord）：呈不规则的条索状结构，互相连接成网，由富含血细胞的淋巴组织构成。脾索富含 B 细胞、巨噬细胞和树突状细胞等，是脾过滤血液的主要场所。

2）脾窦（splenic sinus）：即脾血窦，位于脾索之间，窦腔大而不规则，内含大量血细胞。窦壁由一层不连续的长杆状内皮细胞围成，可见内皮细胞胞核突向窦腔内，细胞间隙较大，基膜不完整。

2. 高倍观察 详细观察脾血窦。可见窦壁长杆状内皮细胞常被切成横断面，含有胞核的部分突向窦腔内，内皮细胞间隙较大，基膜不完整，窦壁上常附有巨噬细胞。

三、示教切片

腭扁桃体（palatine tonsil）

【目的】 了解腭扁桃体的结构。

【取材】 人的腭扁桃体，石蜡切片。

【染色】 HE 染色。

【内容】 由低倍（图 9-14）至高倍观察：

1. 外表面被覆有复层扁平上皮，上皮向深部固有层凹陷形成许多隐窝，隐窝上皮中可见浸润的淋巴细胞。

2. 上皮下方和隐窝周围聚集有大量淋巴小结和弥散淋巴组织。

3. 在淋巴组织下方的深部，由结缔组织被膜包裹。

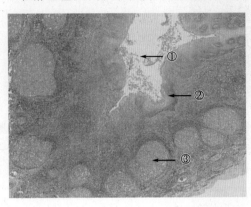

图 9-14　腭扁桃体（低倍）
①隐窝；②复层扁平上皮；③淋巴小结

四、课 堂 作 业

绘制淋巴结，并用中英文标注出下列结构。

1. 淋巴小结
2. 副皮质区
3. 被膜下窦
4. 小梁周窦
5. 髓索
6. 髓窦
7. 小梁

第十章 内分泌系统（Endocrine System）

一、翻转课堂读切片

甲状腺（thyroid gland）

【目的】 掌握内分泌腺的结构特征和功能；甲状腺的结构和功能。

【导读】

1. 课前预习理论知识，观看视频。

2. 试述甲状腺是否具有内分泌腺的一般结构特征？

3. 如何理解甲状腺滤泡上皮细胞的双向分泌作用？

4. 和滤泡上皮细胞相比，滤泡旁细胞的结构特点及其功能？

【取材】 猫的甲状腺，石蜡切片。

【染色】 HE 染色。

【内容】

1. 低倍观察（图 10-1） 表面有被膜，为薄层结缔组织。实质是由大量大小不等的圆形、椭圆形或不规则形的甲状腺滤泡组成。滤泡壁由单层立方上皮构成，滤泡内含有嗜酸性胶体。滤泡间为结缔组织和丰富毛细血管。

2. 高倍观察（图 10-2）

（1）甲状腺滤泡（thyroid follicle）：滤泡壁由单层立方形的滤泡上皮细胞围成。滤泡上皮细胞的形态可随其功能变化而改变。细胞常呈立方形，核圆，居中，胞质弱嗜碱性。滤泡腔内充满均质状的嗜酸性胶体。

（2）滤泡旁细胞（parafollicular cell）：数量少，位于滤泡壁的滤泡上皮细胞之间，或滤泡和滤泡之间，散在或成群分布。细胞轮廓清楚，核大、圆且浅染，胞质多而浅染。

注意：可对照浸银染色的滤泡旁细胞照片，理解滤泡旁细胞的分布和形态结构。

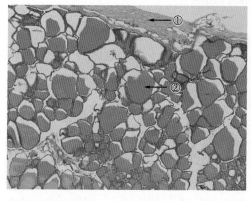

图 10-1 甲状腺（低倍）
①被膜；②甲状腺滤泡

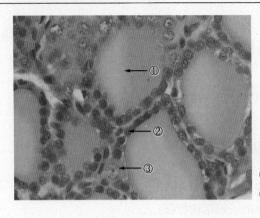

图 10-2　甲状腺滤泡（高倍）
①甲状腺滤泡内胶体；②甲状腺滤泡上皮细胞；
③滤泡旁细胞

二、精读切片

（一）肾上腺（adrenal gland）

【目的】　掌握分泌含氮激素细胞和分泌类固醇激素细胞的超微结构特征；肾上腺的结构和功能。

【取材】　豚鼠的肾上腺，石蜡切片。

【染色】　HE 染色。

【内容】

1. 低倍观察（图 10-3）

（1）表面有被膜，为薄层结缔组织。实质分为皮质和髓质。

（2）皮质位于周围，较厚。由表至里依次为球状带、束状带和网状带。其中，球状带位于被膜下，较薄，细胞胞质呈弱嗜碱性；束状带位于球状带深面，较厚，细胞浅染；网状带位于束状带深面，紧靠髓质，较厚，细胞胞质呈嗜酸性。

（3）髓质位于中央，其内可见一腔大、壁薄而形态不规则的中央静脉。髓质细胞排列在中央静脉周围，细胞胞质为嗜碱性。

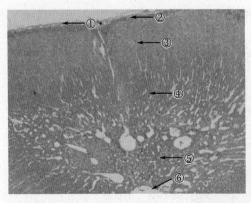

图 10-3　肾上腺（低倍）
①被膜；②球状带；③束状带；④网状带；
⑤髓质；⑥中央静脉

2. 高倍观察

（1）球状带（图 10-4）（zona glomerulosa）：细胞较小，呈锥体形，核小而深染，胞质少，呈弱嗜碱性。细胞排列成球团状，其间有血窦。

（2）束状带（图 10-4）（zona fasciculata）：细胞较大，呈多边形，核大而圆，浅染，胞质呈嗜酸性，因含有大量脂滴，故胞质浅染，呈空泡状。细胞平行排列成索状，其间有血窦。

（3）网状带（图 10-5）（zona reticularis）：细胞略小，呈多边形，核小深染，胞质呈嗜酸性，深染。细胞排列成索并吻合成网，细胞索网间为血窦。

（4）髓质细胞（图 10-6）（medulla cell）：胞体较大，呈多边形，核大而圆，浅染，胞质呈嗜碱性。细胞排列成索状或团状，其间为血窦。

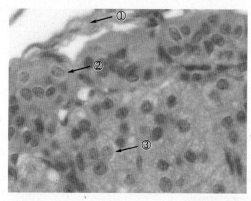

图 10-4　肾上腺球状带和束状带（高倍）
①被膜；②球状带细胞；③束状带细胞

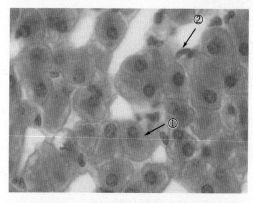

图 10-5　肾上腺网状带（高倍）
①网状带细胞；②血窦内皮细胞

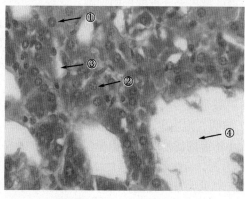

图 10-6　肾上腺髓质（高倍）
①网状带细胞；②髓质细胞；③血窦；
④中央静脉

（二）垂体（hypophysis）

【目的】

1. **掌握** 腺垂体远侧部的结构和功能。
2. **熟悉** 神经垂体的结构和功能。
3. **了解** 下丘脑与腺垂体的功能关系以及下丘脑与神经垂体的功能关系。

【取材】 人的垂体，石蜡切片。

【染色】 HE 染色。

【内容】

1. 低倍观察（图 10-7）

（1）表面有被膜，为结缔组织。

（2）实质深染的区域大部分为腺垂体远侧部，由腺细胞排列成索团状，其间为血窦，内含红细胞。

（3）在腺垂体远侧部的一侧，有一裂隙，紧靠裂隙一侧区域可见大小不等的滤泡，即腺垂体中间部。

（4）在腺垂体中间部的外侧浅染部分，即神经垂体神经部。

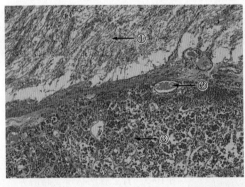

图 10-7　垂体（低倍）
①神经垂体神经部；②腺垂体中间部；
③腺垂体远侧部

2. 高倍观察

（1）腺垂体远侧部（图 10-8）：该区域可见 3 种颜色的细胞。

1）嗜酸性细胞（acidophilic cell）：数量较多，占细胞总数的 40%。细胞体积较大，轮廓清楚，呈圆形或卵圆形，胞质含有许多细小的嗜酸性颗粒，故胞质呈红色。

2）嗜碱性细胞（basophilic cell）：数量较少，占细胞总数的 10%。细胞体积较大，轮廓清楚，呈椭圆形或多边形，胞质含有嗜碱性颗粒，故胞质呈浅紫蓝色。

3）嫌色细胞（chromophobe cell）：数量最多，占细胞总数的 50%。细胞体积较小，呈圆形或多边形，细胞轮廓不清，核圆，胞质少，着色浅淡。

（2）腺垂体中间部：可见少量大小不等的滤泡，滤泡由单层立方上皮围成，腔内含有嗜酸性胶质。腺细胞以嫌色细胞为主，有少量的嗜碱性细胞。

（3）神经垂体神经部（图 10-9）：可见大量的无髓神经纤维、散在分布的神经胶质细胞（垂体细胞）胞核，以及丰富的毛细血管。有时，可见大小不等的嗜酸性团块，即赫令体（Herring body）。

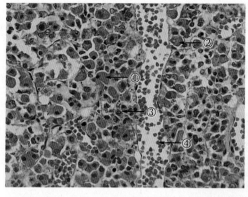

图 10-8　腺垂体远侧部（高倍）
①嗜酸性细胞；②嗜碱性细胞；③嫌色细胞；
④血窦

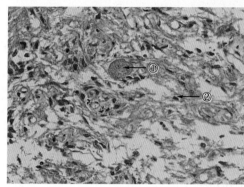

图 10-9　神经垂体神经部（高倍）
①赫令体；②垂体细胞

三、泛读切片

甲状旁腺（parathyroid gland）

【目的】　掌握甲状旁腺的结构和功能。

【取材】　猫的甲状旁腺，石蜡切片。

【染色】　HE 染色。

【内容】

1. 低倍观察（图 10-10）

甲状旁腺位于甲状腺一侧的边缘，为一深染的细胞团块。腺细胞排列成索团状，其间富含毛细血管。

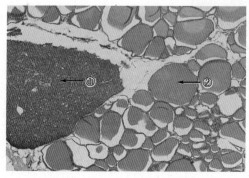

图 10-10　甲状腺和甲状旁腺（低倍）
①甲状腺；②甲状旁腺

2. 高倍观察（图 10-11）　可见两种细胞。

（1）主细胞：数量较多，体积较小，呈圆形或多边形，核圆居中，胞质较少而浅染，细胞轮廓不太清楚。

（2）嗜酸性细胞：数量少，单个或成群分布于主细胞之间，细胞体积较大，核小深染，胞质呈嗜酸性。

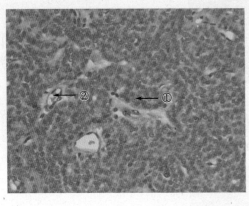

图 10-11　甲状旁腺（高倍）
①主细胞；②毛细血管

四、示教切片

滤泡旁细胞（parafollicular cell）

【目的】　掌握滤泡旁细胞的结构和功能。

【取材】　猫的甲状腺，石蜡切片。

【染色】　浸银染色。

【内容】　低倍观察（图 10-12）：在滤泡上皮细胞间或滤泡间，可见单个散在或成群分布的滤泡旁细胞。细胞体积较大，呈卵圆形，胞核浅染，胞质含有大量的、染成棕黑色的嗜银性颗粒。

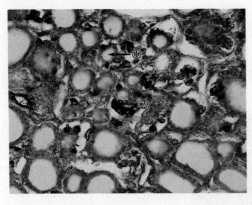

图 10-12　滤泡旁细胞（低倍）
①甲状腺滤泡；②滤泡旁细胞

五、课 堂 作 业

绘制肾上腺皮质和髓质，并用中英文标注出下列结构。

1. 被膜
2. 球状带
3. 束状带
4. 网状带
5. 皮质
6. 髓质
7. 中央静脉

第十一章　消化管（Digestive Tract）

一、翻转课堂读切片

胃（stomach）

【课前准备】

1. 预习消化管一般结构以及胃壁结构的相关理论知识。

2. 观看消化管一般结构以及胃壁结构的实验教学视频。

3. 完成网络作业。

【目的】

1. 掌握　消化管的一般结构和功能；胃黏膜的结构和功能；主细胞和壁细胞的形态结构特征。

2. 熟悉　胃底腺结构特征。

【导读】

1. 课前预习理论知识，观看视频。

2. 消化管一般结构是怎样的？消化管各段结构的相同点和不同点？

3. 较之消化管一般结构，胃黏膜的结构特征是怎样的？

4. 理解胃小凹和胃底腺的位置关系和形态区别。

5. 试依托主细胞和壁细胞的功能，理解它们的形态特征。

【取材】　猫的胃，石蜡切片。

【染色】　HE染色。

【内容】

1. 肉眼观察　切片呈明显分层，观察各层颜色。紫蓝色层为黏膜，颜色较红者为肌层和黏膜肌层，颜色浅红者为黏膜下层。

2. 低倍观察（图11-1）　低倍镜下浏览胃体切片。观察胃壁四层结构：黏膜、黏膜下层、肌层和外膜。观察黏膜的3层结构：上皮、固有层和黏膜肌层。辨识单层柱状上皮、胃小凹、胃底腺及黏膜肌层等低倍镜下即可见的结构。

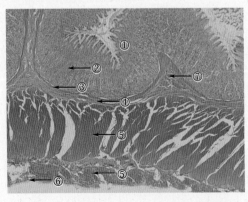

图 11-1　胃（低倍）
①胃小凹；②胃底腺；③黏膜肌层；④黏膜下层；
⑤肌层；⑥外膜；⑦皱襞

（1）黏膜（mucosa）（图 11-2）

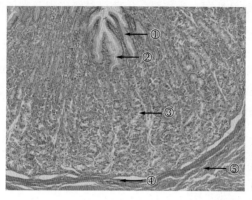

图 11-2　胃黏膜（低倍）
①单层柱状上皮；②胃小凹；③胃底腺；
④黏膜肌层；⑤黏膜下层

1）上皮（epithelium）（图 11-3）：胃黏膜表面衬贴有单层柱状上皮。单层柱状上皮由表面黏液细胞组成，向固有层内凹陷形成胃小凹。注意切片上可同时看到胃小凹的纵、横切面。

2）固有层（lamina propria）（图 11-3）：位于单层柱状上皮下方，较厚，为结缔组织，其内可见密集排列的胃底腺。注意切片上可同时看到胃底腺的纵、横切面。纵切面上见胃底腺为长管状，可分为颈部、体部和底部，开口在胃小凹底部。腺上皮为单层柱状，细胞间可见体积大而胞质红的壁细胞。

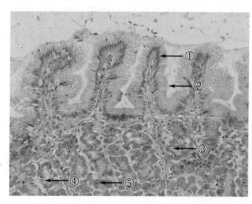

图 11-3　胃上皮和胃底腺（低倍）
①单层柱状上皮；②胃小凹；③胃底腺；
④颈黏液细胞；⑤壁细胞

3）黏膜肌层（muscularis mucosae）：位于固有层深面，紧贴胃底腺底部，由内环和外纵 2 层薄层平滑肌构成。注意观察切片上此两层平滑肌分别是何种断面，并据此判断此切片是胃体纵断面还是横断面。

（2）黏膜下层（submucosa）：黏膜下层位于黏膜肌层与肌层之间，为疏松结缔组织，可见血管、淋巴管和黏膜下神经丛等。黏膜下神经丛：在黏膜下层浅染的结缔组织中的深染而呈索状或团块状的结构，由副交感神经节细胞、神经胶质细胞和无髓神经纤维组成。其中，节细胞胞体较大，核大而圆，浅染，核仁大而明显，胞质深染。

（3）肌层（muscularis）：在黏膜下层的下方，最厚，由内斜、中环和外纵 3 层平滑肌组成。在中环与外纵 2 层平滑肌之间可见肌间神经丛（结构同黏膜下神经丛）。

观察 3 层平滑肌各被切成何种断面。

（4）外膜（adventitia）：在胃壁最外层，为浆膜，由薄层结缔组织及其外覆的间皮构成。

3.高倍观察 重点观察胃黏膜。

（1）胃黏膜上皮：为单层柱状上皮，由表面黏液细胞（surface mucous cell）组成。表面黏液细胞呈高柱状，胞核位于细胞中下部，浅染，呈长椭圆形，其长轴与细胞长轴一致；顶部胞质因充满的黏原颗粒在 HE 染色中常被溶解，故其浅染、透明而呈空泡状（图 11-4）。

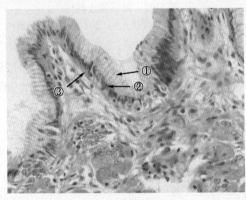

图 11-4 胃黏膜上皮（高倍）
①表面黏液细胞顶部胞质；②表面黏液细胞顶部胞核；③上皮基膜

（2）胃底腺（fundic gland）（图 11-5）：由壁细胞、主细胞、颈黏液细胞、干细胞和内分泌细胞组成。试在了解壁细胞和主细胞的功能的基础上，掌握它们的形态特征。

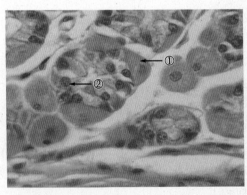

图 11-5 胃底腺（高倍）
①壁细胞；②主细胞

1）壁细胞（parietal cell）：多分布于胃底腺的颈部和体部，细胞体积较大，呈圆形或三角形，核圆、居中，胞质呈强嗜酸性。注意：虽然固有层浅层的壁细胞较多，但是固有层深层壁细胞和主细胞易于进行对比观察。

2）主细胞（principal cell）：多分布于胃底腺的底部，细胞呈柱状，核圆，偏居细胞基部，顶部胞质富含酶原颗粒，基部胞质呈强嗜碱性。

3）颈黏液细胞：位于胃底腺的颈部，靠近胃小凹处，数量较少，细胞呈柱状，核呈扁圆形，长轴与基部平行，位居细胞基底部，胞质富含黏原颗粒，因颗粒常被溶解，故其浅染、透明而呈空泡状。

二、精读切片

（一）小肠（small intestine）

【目的】

1. 掌握　小肠黏膜的结构及功能；小肠绒毛和小肠腺的结构特征；柱状细胞和杯状细胞的形态结构特征。

2. 了解　十二指肠、空肠和回肠的鉴别判断。

【取材】　狗的小肠（空肠），石蜡切片。

【染色】　HE 染色。

【内容】

1. 肉眼观察　切片呈明显分层，观察各层颜色。紫蓝色层为黏膜，颜色较红者为肌层和黏膜肌层，颜色浅红者为黏膜下层。

2. 低倍观察（图 11-6）　低倍镜下浏览小肠切片。观察小肠壁四层结构：黏膜、黏膜下层、肌层和外膜；观察黏膜的 3 层结构：上皮、固有层和黏膜肌层。辨识单层柱状上皮、绒毛、小肠腺以及黏膜肌层等低倍镜下即可见的结构。

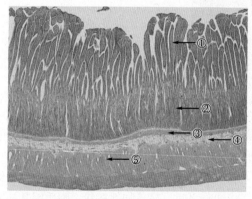

图 11-6　小肠（低倍）
①小肠绒毛；②小肠腺；③黏膜肌层；
④黏膜下层；⑤肌层

（1）黏膜（图 11-7）

1）上皮：为单层柱状上皮。其向肠腔内突起形成绒毛，向固有层内凹陷则形成小肠腺；小肠腺开口于绒毛根部。上皮间夹杂的小空泡为杯状细胞。

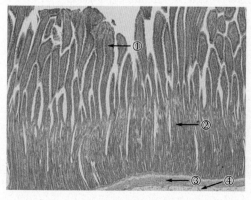

图 11-7　小肠黏膜（低倍）
①小肠绒毛；②小肠腺；③黏膜肌层；
④黏膜下层

2）固有层：在上皮下方，为细密的结缔组织。参与构成绒毛的中轴，而在绒毛根部以下的固有层中，可见密集排列的小肠腺。

绒毛（villus）（图 11-7）：在黏膜表面，为许多突向腔内的指状突起。表面被覆单层柱状上皮，其中轴为细密的结缔组织，其内有中央乳糜管，即一个腔大、壁薄且形态不规则的毛细淋巴管。注意切片上可能同时看到绒毛的纵、横切面。

小肠腺（small intestinal gland）：位于固有层中，为长管状腺，由单层柱状上皮构成。注意切片上可能同时看到其纵、横切面。

3）黏膜肌层：在固有层肠腺的下方，由内环和外纵两层薄层平滑肌构成。

（2）黏膜下层：位于黏膜肌层与肌层之间，为疏松结缔组织，可见血管、淋巴管和黏膜下神经丛等。在浅染的结缔组织中可见深染而呈索状或团块状的结构，即黏膜下神经丛，由副交感神经节细胞、神经胶质细胞和无髓神经纤维组成。

（3）肌层：在黏膜下层下方，由内环和外纵两层平滑肌组成。

（4）外膜：在小肠壁最外层，为浆膜，由薄层结缔组织及其外覆的间皮构成。

3. 高倍观察　重点观察小肠黏膜上皮，其为单层柱状上皮，主要由柱状细胞组成，其间夹有杯状细胞（图 11-8）。

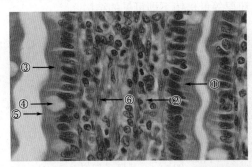

图 11-8　小肠绒毛（高倍）
①单层柱状上皮；②固有层结缔组织；③柱状细胞；④杯状细胞；⑤纹状缘；⑥平滑肌纤维

1）柱状细胞：又称吸收细胞，数量最多，细胞呈柱状，核呈长椭圆形，偏于细胞基部，紧密排列，细胞游离面可见一条亮粉红色的波浪状的均质结构，即纹状缘。

2）杯状细胞：数量较少，夹在柱状细胞之间，呈高脚酒杯状，胞质因其中充满的黏原颗粒被溶解而呈透明空泡状，核小，深染，呈三角形或扁圆形，位于细胞基底部。

另外，高倍观察小肠腺时，可观察到其腺上皮、腺腔及杯状细胞（图 11-9）。

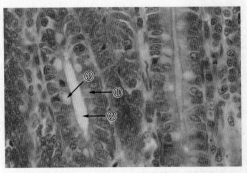

图 11-9　小肠腺（高倍）
①小肠腺上皮；②小肠腺腺腔；③杯状细胞

在小肠肌层中，两层平滑肌之间有时可观察到肌间神经丛，其结构同黏膜下神经丛（图 11-10）。

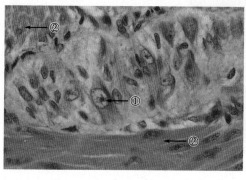

图 11-10　肌间神经丛（高倍）
①节细胞；②平滑肌纤维

（二）食管（esophagus）

【目的】　熟悉食管的结构特征。

【取材】　狗的食管，石蜡切片。

【染色】　HE 染色。

【内容】

1. 肉眼观察　切片呈明显分层，观察各层颜色。

2. 镜下观察（图 11-11）　食管壁四层结构：黏膜、黏膜下层、肌层和外膜，观察食管的特征性结构，如未角化复层扁平上皮和食管腺。

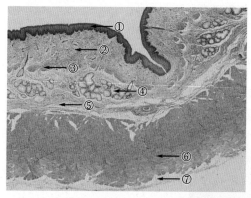

图 11-11　食管（低倍）
①复层扁平上皮；②固有层；③黏膜肌层；
④食管腺；⑤黏膜下层；⑥肌层；⑦外膜

（1）未角化复层扁平上皮（图 11-12）：衬贴于食管黏膜表面。

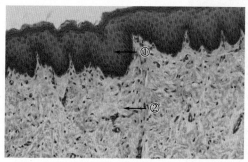

图 11-12　食管上皮（低倍）
①未角化复层扁平上皮；②固有层

（2）食管腺（图 11-13）：位于黏膜下层，为成群分布的黏液性腺泡。

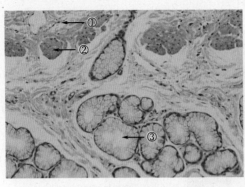

图 11-13 食管黏膜肌层和食管腺（低倍）
①固有层；②黏膜肌层；③食管腺

（3）黏膜肌层：一薄层纵行平滑肌。

（4）肌层：为骨骼肌和（或）平滑肌，可据此判断取材的食管部位。

（三）大肠（large intestine）

【目的】 熟悉大肠结构特征。

【取材】 狗的结肠，石蜡切片。

【染色】 HE 染色。

【内容】

1. 肉眼观察 切片呈明显分层，观察各层颜色。

2. 镜下观察（图 11-14～图 11-16） 大肠壁四层结构：黏膜、黏膜下层、肌层和外膜，观察大肠的结构特征，并和小肠进行比较。

（1）单层柱状上皮。

（2）无绒毛。

（3）大肠腺：位于固有层，比小肠腺更长、更直且更密。

（4）杯状细胞：为大肠腺数量最多的细胞。

（5）有时可见皱襞，为黏膜和黏膜下层共同突入管腔形成。

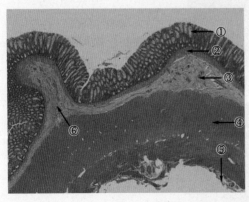

图 11-14 大肠（低倍）
①大肠腺；②黏膜肌层；③黏膜下层；
④肌层；⑤外膜；⑥皱襞

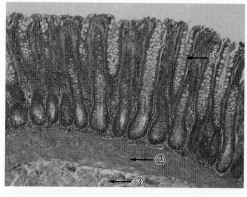

图 11-15 大肠黏膜（低倍）
①大肠腺；②黏膜肌层；③黏膜下层

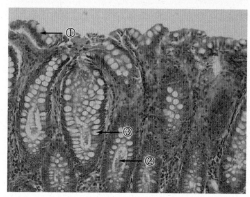

图 11-16 大肠上皮和大肠腺（高倍）
①单层柱状上皮；②大肠腺；③杯状细胞

三、讨论切片

（一）阑尾（vermiform appendix）

【目的】 了解阑尾的结构特点。

【取材】 狗的阑尾，石蜡切片。

【染色】 HE 染色。

【内容】 低倍观察阑尾的特点（图 11-17，图 11-18）。

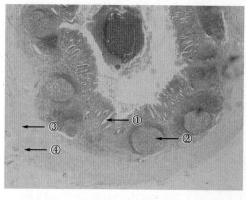

图 11-17 阑尾（低倍）
①肠腺；②淋巴小结；③肌层；④外膜

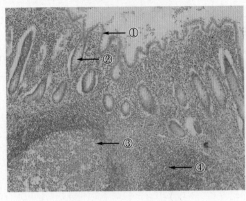

图 11-18　阑尾（低倍）
①单层柱状上皮；②肠腺；③淋巴小结；
④弥散淋巴组织

1. 腔小，壁薄，管壁分4层结构。
2. 无皱襞和无绒毛。
3. 单层柱状上皮，衬贴于大肠黏膜表面，其间有大量杯状细胞。
4. 肠腺小而少。
5. 富含丰富淋巴组织，位于固有层和黏膜下层，令黏膜肌层不完整。

（二）胃幽门与十二指肠交界（junction of gastric pylorus and duodenum）

【目的】　了解胃幽门与十二指肠交界的结构特点。
【取材】　狗的胃幽门与十二指肠交界，石蜡切片。
【染色】　HE 染色。
【内容】　低倍至高倍观察左右两部分的管壁结构差异（图 11-19，图 11-20）。

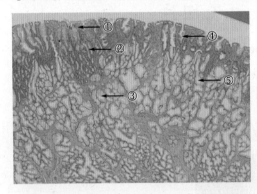

图 11-19　胃幽门与十二指肠交界
（低倍）
①小肠绒毛；②肠腺；③十二指肠腺；
④胃小凹；⑤幽门腺

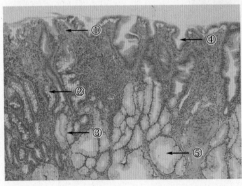

图 11-20　胃幽门与十二指肠交界
（高倍）
①小肠绒毛；②肠腺；③十二指肠腺；
④胃小凹；⑤幽门腺

（1）胃幽门部分

1）单层柱状上皮，上皮细胞均为表面黏液细胞，胞质浅染、透明而呈空泡状；无杯状细胞。

2）胃小凹，位于黏膜浅层。

3）幽门腺，位于固有层内，为黏液性腺。

（2）十二指肠部分

1）单层柱状上皮，含有杯状细胞。

2）绒毛，位于黏膜表面，呈叶状。

3）肠腺，为十二指肠腺，位于固有层内，呈长管状，含有杯状细胞；十二指肠腺，位于黏膜下层，为黏液性腺。

（三）直肠与肛管交界（junction of the rectum and anal canal）

【目的】　了解直肠与肛管交界的结构特点。

【取材】　狗的直肠与肛管，石蜡切片。

【染色】　HE 染色。

【内容】　低倍至高倍观察左右两部分的管壁结构差异（图 11-21）。

（1）直肠部分：单层柱状上皮，含有杯状细胞；无绒毛；密集排列的肠腺；可见黏膜肌层。

（2）肛管部分（齿状线以下）：未角化复层扁平上皮；固有层无腺体；黏膜肌层消失，管壁分为黏膜、肌层和外膜 3 层结构。

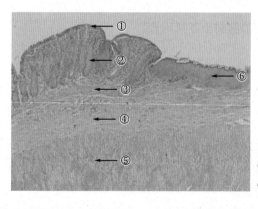

图 11-21　直肠与肛管交界（低倍）
①单层柱状上皮；②肠腺；③黏膜肌层；
④黏膜下层；⑤肌层；⑥复层扁平上皮

四、课堂作业

绘制胃黏膜，并用中英文标注下列结构。

1. 单层柱状上皮

2. 胃小凹

3. 胃底腺

4. 主细胞

5. 壁细胞

6. 黏膜肌层

第十二章 消化腺（Digestive Gland）

一、翻转课堂读切片

肝脏（liver）

【目的】

1. 掌握肝小叶（包括中央静脉、肝板、肝血窦、窦周隙和胆小管）的结构和功能。

2. 掌握肝细胞的形态结构和功能。

3. 熟悉肝门管区的形态结构和功能。

4. 了解肝脏的血液循环特征与肝脏功能的关系。

5. 了解胆汁排出的途径。

【导读】

1. 课前预习理论知识，观看视频。

2. 如何找到肝小叶？肝小叶的五种组成成分分别是什么？

3. 结合功能，试述中央静脉、肝板、肝血窦、窦周隙和胆小管的结构分别有何特征？

4. 肝细胞的排列方式、形态结构和功能如何？

5. 如何找到门管区？

6. 如何区分小叶间动脉、小叶间静脉和小叶间胆管？

【取材】 人的肝，石蜡切片。

【染色】 HE 染色。

【内容】

1. 低倍观察 肝表面被覆被膜，实质主要由大量肝小叶组成。因肝小叶之间结缔组织较少，肝小叶的分界不明显（在不同动物种属，肝小叶之间的结缔组织量有所不同，如猪肝内较多，故其肝小叶分界较明显）。

以中央静脉为标志寻找典型的肝小叶进行观察。在肝小叶之间的结缔组织中，如能够看到 3 种伴行的管道，即为门管区。

（1）肝小叶（hepatic lobule）：以中央静脉为中心，肝索与肝血窦呈放射状分布（图 12-1）。

1）中央静脉（central vein）：位于肝小叶中央，管腔小，管壁薄，内皮外仅有少量结缔组织；管壁不完整，其上可见肝血窦开口。

2）肝索或肝板（hepatic cord or hepatic plate）：以中央静脉为中心，肝细胞排列成索状，并分支吻合成网，向四周呈放射状排列。

3）肝血窦（hepatic sinusoid）：在肝索之间，为浅染而不规则的腔隙。

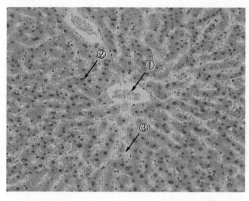

图 12-1　肝小叶（低倍）
①中央静脉；②肝索；③肝血窦

（2）门管区（portal area）：位于相邻几个肝小叶之间的角缘处，为结缔组织，其内可见 3 种伴行的管道（图 12-2）。

1）小叶间动脉（interlobular artery）：管腔小而形态规则，管壁较厚，内皮外可见几层环形排列的平滑肌纤维。

2）小叶间静脉（interlobular vein）：管腔大而形态不规则，管壁较薄，内皮外可见少量稀疏排列的平滑肌纤维。

3）小叶间胆管（interlobular bile duct）：管腔较小，管壁由单层立方上皮组成。

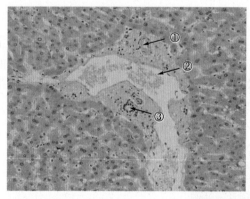

图 12-2　门管区（低倍）
①小叶间动脉；②小叶间静脉；③小叶间胆管

2. 高倍观察（图 12-3）

（1）肝细胞（hepatocyte）：体积大，呈多边形，细胞界限清楚，核大而圆，浅染，位于细胞中央，核仁大而明显，胞质呈嗜酸性，染成粉红色。

（2）肝血窦（hepatic sinusoid）：腔大壁薄，窦壁衬有内皮，内皮细胞间隙较大。窦腔中可见 2 种细胞。

1）内皮细胞：细胞扁平，核呈长椭圆形，深染，略突向窦腔，胞质少而不明显。

2）肝巨噬细胞：又称库普弗细胞（Kupffer cell），细胞形态不规则，核大而圆，浅染，胞质多而明显，呈嗜酸性，有时可见吞噬颗粒。

（3）窦周隙（perisinusoidal space）：位于内皮细胞与肝细胞之间的狭小间隙，光镜下不明显。

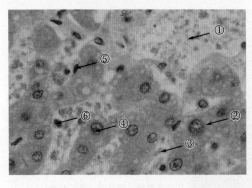

图 12-3　肝小叶（高倍）
①中央静脉；②肝索；③肝血窦；④肝细胞；
⑤肝血窦内皮细胞；⑥肝巨噬细胞

二、精读切片

（一）下颌下腺（submandibular gland）

【目的】

1. 掌握　浆液性腺泡、黏液性腺泡、混合性腺泡和纹状管的结构和功能。

2. 了解　下颌下腺的结构特征和功能。

【取材】　人的下颌下腺，石蜡切片。

【染色】　HE 染色。

【内容】

1. 低倍观察　表面被覆被膜，实质由小叶间隔分隔成许多小叶。小叶实质主要由大量腺泡组成。其中，着色较深的腺泡为浆液性腺泡，数量较多；着色较浅的腺泡为黏液性腺泡，数量较少；若黏液性腺泡的一侧有深染的半月，即为混合性腺泡。在小叶内的腺泡之间可见染成深红色的导管，即纹状管。因闰管较短而不明显，故不易找到。小叶之间可见管腔较大的小叶间导管（图 12-4）。

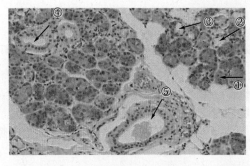

图 12-4　下颌下腺（低倍）
①浆液性腺泡；②黏液性腺泡；③混合性腺泡；
④纹状管；⑤小叶间导管

2. 高倍观察　重点观察三种腺泡、纹状管和小叶间导管（图 12-5）。

（1）浆液性腺泡（serous acinus）：由浆液性腺细胞组成，腺腔较小而不明显。浆液性腺细胞多呈锥体形，细胞界限不清楚，核呈圆形，位于细胞基部，胞质深染，顶部胞质富含嗜酸性的酶原颗粒，基部胞质呈嗜碱性。

（2）黏液性腺泡（mucous acinus）：由黏液性腺细胞组成，腺腔大而明显。黏液性腺细胞多呈锥体形，细胞界限清楚，核呈扁圆形，贴近细胞基底部，胞质浅染透明而呈空泡状，或染成浅蓝色。

（3）**混合性腺泡**（mixed acinus）：由黏液性腺细胞和浆液性腺细胞共同组成。常以黏液性腺泡为核心，在其一侧可见由几个浆液性腺细胞构成的半月。

（4）**纹状管**（striated duct）：又称分泌管，位于腺泡之间，周围结缔组织较少。管腔比腺泡腔大，管壁由单层柱状上皮组成。管壁上皮细胞呈高柱状，核呈圆形，偏于细胞上部，胞质呈强嗜酸性，细胞基部有纵纹。

（5）**小叶间导管**（interlobular duct）：位于小叶间隔中，导管周围的结缔组织较多。和纹状管相比，管径粗且管腔大，管壁多为假复层柱状上皮。

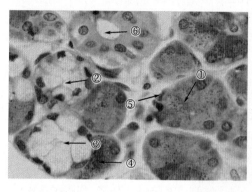

图 12-5　三种腺泡和纹状管（高倍）
①浆液性腺泡；②黏液性腺泡；③混合性腺泡；
④半月；⑤肌上皮细胞；⑥纹状管

（二）胰腺（pancreas）

【目的】

1. 掌握　胰腺内分泌部（胰岛）的形态结构、细胞类型、分泌的激素及激素的作用。

2. 熟悉　胰腺外分泌部的结构和功能。

【取材】　人的胰腺，石蜡切片。

【染色】　HE 染色。

【内容】

1. 低倍观察　表面被覆被膜，实质由小叶间隔分隔成许多小叶。在小叶内可见许多浆液性腺泡，无黏液性腺泡或混合性腺泡，但可见散在分布、大小不等、浅染的细胞团块，即胰岛。腺泡间无纹状管，小叶之间可见管腔较大的小叶间导管（图 12-6）。

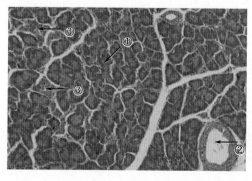

图 12-6　胰腺（低倍）
①浆液性腺泡；②小叶间导管；③胰岛

2. 高倍观察 观察并思考胰腺和腮腺在组织学结构上的异同点。

（1）腺泡：为浆液性腺泡，腺腔较小而不明显。浆液性腺细胞特点同下颌下腺的浆液性腺细胞。在腺泡腔的中央，如见椭圆形而浅染的细胞核，胞质少而不明显，即泡心细胞，有时可见其与闰管上皮细胞相延续（图12-7）。

（2）导管：①无纹状管。②闰管：位于小叶内的腺泡间，管径较细，管壁为单层扁平上皮（图12-7）。③小叶内导管：位于小叶内腺泡间，管壁为单层立方上皮。④小叶间导管：位于小叶间隔中，管径较粗大，管腔大而明显，管壁为单层柱状上皮。

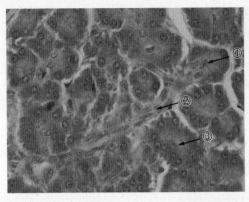

图 12-7　胰腺腺泡（高倍）
①泡心细胞；②闰管；③浆液性腺泡

（3）胰岛（pancreatic islet）：散在分布于腺泡之间，为大小不等、浅染的细胞团块。细胞排列成索团状，其间有丰富的毛细血管（图12-8）。

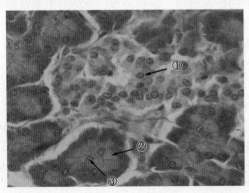

图 12-8　胰岛（高倍）
①胰岛；②浆液性腺泡；③泡心细胞

三、讨论切片

（一）腮腺（parotid gland）

【目的】　了解腮腺的结构特征和功能。

【取材】　人的腮腺，石蜡切片。

【染色】　HE 染色。

【内容】　低倍至高倍观察：表面被覆被膜，实质由小叶间隔分隔成许多小叶。小叶内可见大量的浆液性腺泡和纹状管，无黏液性腺泡或混合性腺泡。小叶之间有小叶间导管（图 12-9）。

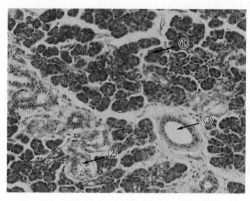

图 12-9　腮腺（低倍）
① 浆液性腺泡；② 纹状管；③ 小叶间导管

（二）舌下腺（sublingual gland）

【目的】　了解舌下腺的结构特征和功能。

【取材】　人的舌下腺，石蜡切片。

【染色】　HE 染色。

【内容】　低倍至高倍观察：表面被覆被膜，实质由小叶间隔分隔成许多小叶。小叶内可见 3 种腺泡，即黏液性腺泡、浆液性腺泡和混合性腺泡，以黏液性腺泡为主；小叶内可见纹状管；小叶间导管多为假复层柱状上皮（图 12-10，图 12-11）。

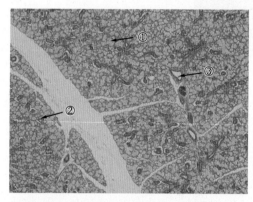

图 12-10　舌下腺（低倍）
① 黏液性腺泡或混合性腺泡；② 纹状管；
③ 小叶间导管

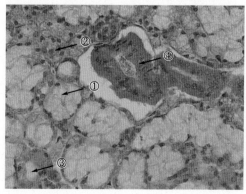

图 12-11　舌下腺（高倍）
① 黏液性腺泡；② 浆液性腺泡；
③ 混合性腺泡；④ 纹状管

四、示 教 切 片

胆小管（bile canaliculus）

【目的】

1. 掌握　胆小管的结构和功能。

2. 了解　胆汁排出的途径。

【取材】　人的肝脏，石蜡切片。

【染色】　特殊染色。

【内容】　高倍观察：在相邻肝细胞之间，可见被染成棕褐色的网格状线条，即胆小管。小管相互吻合成网，以肝小叶中央静脉为中心向四周呈放射状延伸至肝小叶周边（图 12-12）。

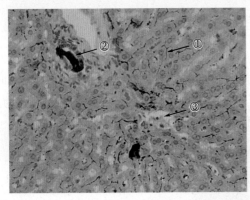

图 12-12　胆小管（高倍）
①胆小管；②小叶间胆管；③中央静脉

五、课 堂 作 业

绘制肝小叶与门管区，并用中英文标注出下列结构。

1. 中央静脉

2. 肝细胞

3. 肝索或肝板

4. 肝血窦

5. 小叶间胆管

6. 小叶间动脉

7. 小叶间静脉

第十三章　呼吸系统（Respiratory System）

一、翻转课堂读切片

肺（lung）

【课前准备】

1. 预习肺的相关理论知识。

2. 观看肺实验教学视频。

3. 完成网络作业。

【目的】

1. 掌握　肺导气部的变化规律。

2. 熟悉　肺呼吸部各部分的结构特点。

【导读】

1. 课前预习理论知识，观看视频。

2. 肺是实质性器官还是中空性器官？

3. 肺的导气部和呼吸部的主要区别是什么？分别包括哪些结构？

4. 在切片中分别找出肺导气部各段支气管并总结其结构的变化规律。

5. 在切片中分别找出肺呼吸部各段支气管并总结其结构的变化规律。

6. 肺泡由哪两种细胞围成，结合课本复习其结构特点和主要功能。

7. 气 - 血屏障的结构包括哪些？光镜下可以清楚地观察到这些结构吗？

8. 肺内尘细胞结构有何特点，它们分布在哪里？

【取材】　狗的肺，石蜡切片。

【染色】　HE 染色。

【内容】　肺表面被覆浆膜，实质中可见大量呈泡沫状的结构，为肺泡的不同切面。注意区分肺内各级支气管及肺泡（图 13-1）。

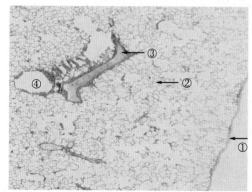

图 13-1　肺（低倍）
①被膜；②肺泡；③血管；④呼吸性细支气管

在观察肺内各级支气管及肺泡时，可以先用低倍镜定位并观察各结构间的变化特点，再用高倍镜仔细观察各结构的组织学特点。

1. 小支气管（smaller bronchi） 切片中直径最大，管壁最厚的管道为小支气管。其管壁上无肺泡开口，管壁3层结构较为完整。上皮为假复层纤毛柱状上皮，杯状细胞较少，黏膜下层含有混合腺，黏膜和黏膜下层之间出现平滑肌纤维，外膜中有多而大的不规则透明软骨片（图13-2）。

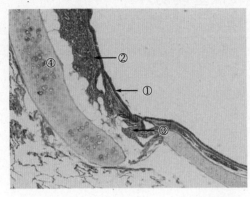

图 13-2　小支气管（低倍）
①假复层纤毛柱状上皮；②平滑肌纤维；
③混合腺；④透明软骨片

2. 细支气管（bronchiole） 直径逐渐变小，管壁变薄，其管壁上无肺泡开口。黏膜上皮为假复层纤毛柱状上皮，杯状细胞明显减少，黏膜下层可有少量混合腺，黏膜和黏膜下层之间的平滑肌纤维逐渐增多，外膜可含有少量小的透明软骨片，亦可缺如（图13-3）。

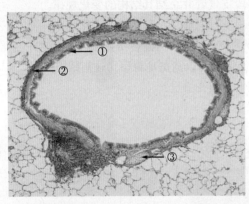

图 13-3　细支气管（低倍）
①假复层纤毛柱状上皮；②平滑肌纤维；
③透明软骨片

3. 终末细支气管（terminal bronchiole） 直径较细支气管更小，管壁更薄，其管壁上无肺泡开口。上皮为单层柱状上皮，杯状细胞、混合腺、透明软骨片完全消失，平滑肌纤维形成完整环形（图13-4）。

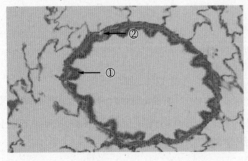

图 13-4　终末细支气管（低倍）
①单层柱状上皮；②环形平滑肌纤维

4. **呼吸性细支气管（respiratory bronchiole）**　管壁出现少量肺泡开口，管壁变得不完整。上皮为单层立方上皮（图13-5）。高倍镜下可见上皮主要细胞为无纤毛的克拉拉细胞，细胞呈柱状，游离面呈圆顶状突向管腔，细胞质浅染。

5. **肺泡管（alveolar duct）**　管壁上肺泡开口较多，管壁变得极其不完整，相邻肺泡开口间有结节状膨大（图13-5）。高倍镜下可见结节状膨大表面覆盖单层立方或单层扁平上皮，其内为少量结缔组织和平滑肌纤维。

6. **肺泡囊（alveolar sac）**　是几个肺泡共同开口的囊腔，相邻肺泡开口之间无结节状膨大（图13-5）。

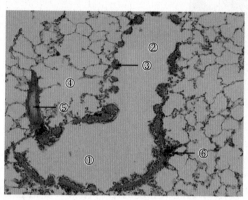

图13-5　呼吸性细支气管、肺泡管和肺泡囊（低倍）
①呼吸性细支气管；②肺泡管；③结节；
④肺泡囊；⑤血管；⑥肺泡隔内的尘细胞

7. **肺泡（pulmonary alveolus）**　半球形、薄壁或囊泡状的结构。相邻肺泡之间的薄层结缔组织为**肺泡隔**（图13-5，图13-6）。

尘细胞（dust cell）：在肺泡腔中找到尘细胞并仔细观察。尘细胞胞体呈圆形或椭圆形，核小而深染，胞质呈嗜酸性，胞质中含有吞噬的灰尘颗粒（图13-6）。

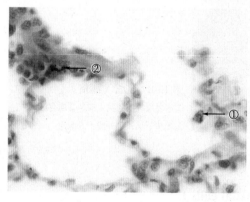

图13-6　尘细胞（高倍）
①肺泡内的尘细胞；②肺泡隔内的尘细胞

二、泛读切片

气管（trachea）

【目的】　熟悉气管管壁的组织结构特点。

【取材】　狗的气管，石蜡切片。

【染色】　HE染色。

【内容】

1. 低倍观察 自气管的腔面向外观察，依次辨认气管管壁的3层结构。

（1）黏膜：在腔面衬有一层假复层纤毛柱状上皮，上皮外侧为薄层结缔组织构成的固有层。

（2）黏膜下层：为疏松结缔组织，含有混合性腺。

（3）外膜：较厚，主要由"C"字形透明软骨环构成。软骨环缺口处可见较多的平滑肌纤维束（图13-7）。

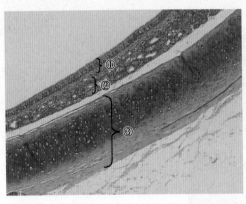

图 13-7　气管（低倍）
①黏膜层；②黏膜下层；③外膜

2. 高倍观察（图13-8） 复习假复层纤毛柱状上皮的结构特点（参见上皮组织章节相关内容）。复习透明软骨组织的结构特点（参见软骨章节相关内容）。

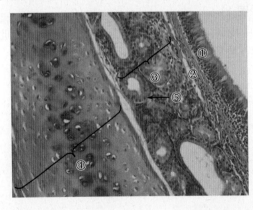

图 13-8　气管（高倍）
①假复层纤毛柱状上皮；②固有层；
③黏膜下层；④外膜；⑤腺泡

三、示教切片

肺泡上皮细胞（alveolar epithelial cells）

【目的】 了解 I 型肺泡细胞和 II 型肺泡细胞的组织学结构。

【取材】 狗的肺，石蜡切片。

【染色】 HE 染色。

【内容】 高倍观察：

（1）I 型肺泡细胞（type I alveolar cell）：细胞扁平，胞核呈扁圆形，深染，略突向腔内，胞质薄而浅染。

（2）Ⅱ型肺泡细胞（type Ⅱ alveolar cell）：胞体呈立方形或圆形，核大而圆，居中，胞质浅染，呈空泡状。

四、课堂作业

绘制气管，并用中英文标注下列结构。

1. 假复层纤毛柱状上皮
2. 固有层
3. 黏膜层
4. 黏膜下层
5. 透明软骨

第十四章 泌尿系统（Urinary System）

一、翻转课堂读切片

肾脏（kidney）

【课前准备】

1. 预习肾脏的相关理论知识。

2. 观看肾脏的实验教学视频。

3. 完成网络作业。

【目的】

1. 掌握 肾单位的各部组成；肾小体、近曲小管、远曲小管、致密斑的组织结构及功能。

2. 熟悉 集合管系的结构及功能。

【导读】

1. 课前预习理论知识，观看视频。

2. 肾脏是实质性器官还是中空性器官？

3. 光镜下如何区分肾脏的皮质和髓质？

4. 肾小体由哪两部分组成？血管球和肾小囊显微镜下能否完全区分开来？

5. 在肾小体周围分辨近曲小管与远曲小管，二者在结构上有哪些异同点？

6. 球旁复合体包括哪些细胞和结构？在肾小体血管极附近找出致密斑并仔细观察。

7. 如何在肾髓质中辨认出集合小管？

【取材】 豚鼠的肾脏，石蜡切片。

【染色】 HE 染色。

【内容】

1. 低倍观察 光镜下观察切片时，表面被覆致密结缔组织被膜，在低倍镜下由被膜向实质观察，并分清肾脏皮质和髓质、肾小体及肾小体周围的肾小管（图 14-1）。

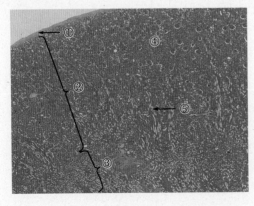

图 14-1　肾脏（低倍）
①被膜；②皮质；③髓质；④皮质迷路；
⑤髓放线

（1）皮质（cortex）：深染，有大量散在的球形肾小体。

1）皮质迷路：有散在肾小体，其周围有大量深红色的近曲小管和浅红色的远曲小管的不同断面。

2）髓放线：浅染，无肾小体，位于皮质迷路之间。由平行排列的小管构成，此处小管多为纵断面。

（2）髓质（medulla）：浅染，无肾小体。可见大量不同断面、直径较粗、上皮细胞染色浅而透明的管道，即集合小管。

2. 高倍观察

（1）肾小体（renal corpuscle）：由血管球和肾小囊组成。若见肾小体一侧有血管出入，血管球连向肾小体外结构，则该处为血管极；若见肾小囊壁层与近曲小管相通，则为尿极。

1）血管球（glomerulus）：位于肾小体中央，可见大量毛细血管的不同切面，有时可见血细胞。毛细血管之间有球内系膜细胞和足细胞的细胞核，但是不易分辨。

2）肾小囊（renal capsule）：分为两层。壁层：为单层扁平上皮，包绕于血管球外，而与血管球之间有间隙为肾小囊腔。脏层：为足细胞构成，混于血管球的毛细血管之间，不易分辨（图 14-2）。

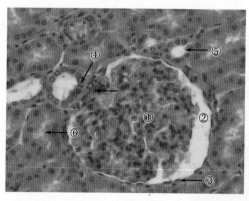

图 14-2　肾脏皮质（高倍）
①血管球；②肾小囊腔；③肾小囊壁层；
④致密斑；⑤远曲小管；⑥近曲小管

（2）近曲小管（proximal convoluted tubule）：分布在肾小体周围，管径较粗，管腔小而不规则，管壁由单层锥体形或立方形细胞组成，细胞分界不清，核圆近基部，胞质强嗜酸性，腔面有刷状缘（图 14-2）。

（3）远曲小管（distal convoluted tubule）：分布在肾小体周围。管径较细，管腔大而规则，管壁由单层立方细胞构成，细胞分界清楚，核圆近腔面，胞质浅染，腔面无刷状缘（图 14-2）。

（4）集合小管（collecting duct）：髓质内明显，亦可见于髓放线。管径最粗，管腔最大；管壁上皮由单层立方上皮、单层柱状上皮或单层高柱状上皮构成，核圆居中，胞质浅染而透明，细胞分界清晰（图 14-3）。

（5）致密斑（macular densa）：位于肾小体血管极，是远端小管近肾小体血管极一侧的上皮细胞特化而成，呈椭圆形，细胞呈柱状，排列紧密（图 14-2）。

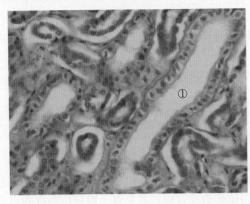

图 14-3　肾脏髓质（高倍）
①集合小管

二、泛读切片

（一）膀胱（bladder）

【目的】　熟悉膀胱壁的组织结构特点。

【取材】　狗的膀胱，石蜡切片。

【染色】　HE 染色。

【内容】

1. 低倍观察　管腔大而不规则，管壁较厚，腔面有许多黏膜皱襞。管壁由内向外观察：依次为黏膜、肌层和外膜（图 14-4）。

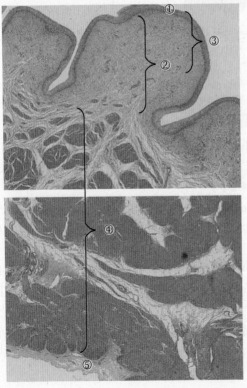

图 14-4　膀胱（低倍）
①黏膜上皮；②固有层；③黏膜层；④肌层；
⑤外膜

2. 高倍观察 黏膜：上皮为变移上皮，固有层较厚，无腺体。肌层：为内纵、中环和外纵三层排列不规则的平滑肌。外膜：多为纤维膜，膀胱顶部为浆膜。

（二）输尿管（ureter）

【目的】 了解输尿管壁的组织结构特点。

【取材】 狗的输尿管，石蜡切片。

【染色】 HE 染色。

【内容】

1. 低倍观察 镜下输尿管呈现为一个完整管腔的横断面。管腔小，管壁薄，管腔面有许多黏膜皱襞。管壁由内向外分为黏膜、肌层和外膜（图14-5）。

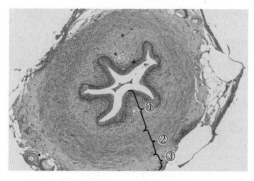

图 14-5 输尿管（低倍）
①黏膜层；②肌层；③外膜

2. 高倍观察 黏膜：上皮为变移上皮，固有层为薄层结缔组织，无腺体。肌层：内环和外纵 2 层平滑肌纤维。外膜：纤维膜（图 14-6）。

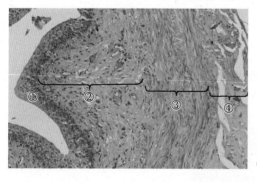

图 14-6 输尿管（高倍）
①变移上皮；②固有层；③肌层；④外膜

三、课堂作业

绘制肾皮质局部，用中英文标注出下列结构。

1. 肾小体

2. 近曲小管

3. 远曲小管

4. 致密斑

第十五章 男性生殖系统（Male Reproductive System）

一、翻转课堂读切片

睾丸（testis）

【课前准备】

1. 预习睾丸的生精小管及睾丸间质细胞结构的相关理论知识。

2. 观看睾丸结构的实验教学视频。

3. 完成网络作业。

【目的】

1. **掌握** 睾丸生精小管的结构和功能。

2. **熟悉** 睾丸间质细胞的结构和功能。

【导读】

1. 哪些细胞构成了生精上皮？这些细胞的结构特点是什么？

2. 阐述精原细胞、初级精母细胞、次级精母细胞、精子细胞及精子等在形态、结构、位置上的差异。

3. 如何区分输出小管和附睾管？

【取材】 猫的睾丸，石蜡切片。

【染色】 HE 染色。

【内容】

1. **低倍观察** 低倍镜下调节焦距，浏览睾丸实质的生精小管，其管壁由特殊复层生精上皮和基膜所构成（图 15-1）。

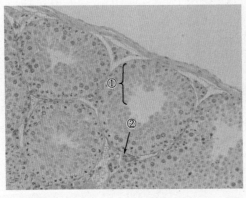

图 15-1 睾丸实质生精小管（低倍）
①生精上皮；②基膜

2. **高倍观察** 由生精小管基膜至腔面，观察与辨认各级生精细胞及支持细胞（图 15-2）。

（1）各级生精细胞：精原细胞紧贴于基膜上，体积较小，呈圆形或椭圆形，核圆形或椭圆形，常可见分裂相；初级精母细胞位于精原细胞的内侧，有 1～2 层，体积较大，呈圆形，核大而圆，多处于分裂期，可见粗大的核染色体交织成丝球状；次

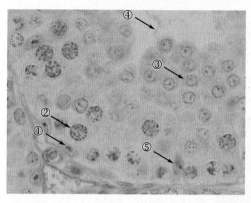

图 15-2　各级生精细胞及支持细胞（高倍）
①精原细胞；②初级精母细胞；③精子细胞；
④精子；⑤支持细胞

级精母细胞位于初级精母细胞的内侧，形态与初级精母细胞相似，但体积较小，由于次级精母细胞存在时间较短，故切片上不易找到；精子细胞位于精母细胞的内侧，靠近管腔，有多层，体积较小，呈圆形，核小而圆，深染；精子靠近管腔面，可见处于精子形成不同分化状态的精子，呈蝌蚪状，头部胞核逐渐变长、浓缩而深染，并附着于支持细胞顶端，细长尾部则游离于管腔中。

（2）支持细胞（Sertoli cell）：因被生精细胞所覆盖，细胞轮廓分界不清，故主要借助其细胞核加以鉴别。其细胞核体积较大，多位于精原细胞和初级精母细胞之间，核呈不规则形，着色较浅，核仁大而明显。

（3）睾丸间质细胞（leydig cell）：睾丸间质细胞分布于生精小管之间的疏松结缔组织中，常常三五成群分布，细胞体积较大，呈圆形或多边形，核圆居中，胞质呈嗜酸性。在细胞周围有丰富的毛细血管（图 15-3）。

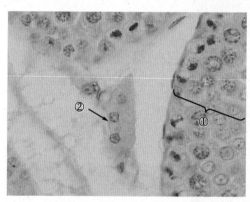

图 15-3　睾丸间质细胞（高倍）
①生精小管；②睾丸间质细胞

二、精读切片

（一）附睾（epididymis）

【目的】　熟悉附睾的结构和功能。

【取材】　猫的附睾，石蜡切片。

【染色】　HE 染色。

【内容】

1. 低倍观察　附睾表面被覆被膜，在实质中腔内有大量内容物的管道为附睾管（图 15-4）。

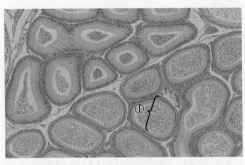

图 15-4　附睾（低倍）
①附睾管

2. 高倍观察　附睾管数量较多，管腔较大，管壁较厚，管腔面规则，管腔内含有大量精子和分泌物，上皮为假复层纤毛柱状上皮，上皮基膜外有一层环形平滑肌，管内含有精液量不同，故其管腔大小形态各异（图 15-5）。

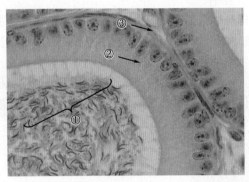

图 15-5　附睾管（高倍）
①精子和分泌物；②附睾管壁；③环形平滑肌

（二）前列腺（prostate）

【取材】　人的前列腺，石蜡切片。

【染色】　HE 染色。

【内容】

1. 低倍观察　前列腺表面被覆被膜，在实质中可见许多大小不等的腺泡（图 15-6）。

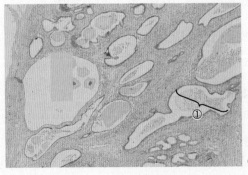

图 15-6　前列腺（低倍）
①前列腺腺泡

2. 高倍观察　腺泡腔大而形态不规则，构成腺泡上皮多样化，即上皮存在单层立方、单层柱状或假复层柱状上皮；腺泡腔内有前列腺凝固体，为圆形或卵圆形的嗜酸性环形小体（图 15-7）。

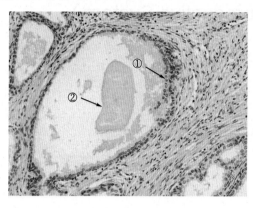

图 15-7　前列腺腺泡（高倍）
①腺泡上皮；②前列腺凝固体

（三）输精管（deferent duct）

【取材】　输精管，石蜡切片。

【染色】　HE 染色。

【内容】　低倍至高倍观察：管腔较小，管壁较厚，管腔面可见许多黏膜皱襞。管壁可分为黏膜（上皮和固有层）、肌层和外膜。黏膜上皮为假复层柱状上皮，固有层较薄；肌层较厚，由内纵、中环和外纵 3 层平滑肌组成；外膜为纤维膜（图 15-8）。

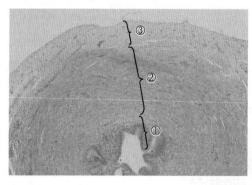

图 15-8　输精管（低倍）
①黏膜；②肌层；③外膜

三、课堂作业

绘制生精小管和睾丸间质细胞，并用中英文标注出下列结构。

1. 基膜
2. 精原细胞
3. 初级精母细胞
4. 精子细胞
5. 精子
6. 支持细胞
7. 睾丸间质细胞

第十六章 女性生殖系统
（Female Reproductive System）

一、翻转课堂读切片

卵巢（ovary）

【课前准备】

1. 预习女性卵巢结构的相关理论知识。

2. 观看实验的教学视频。

3. 完成网络作业。

【目的】

1. 掌握 原始卵泡、初级卵泡、次级卵泡和成熟卵泡的结构特征和内分泌功能。

2. 熟悉 闭锁卵泡的概念和结构特征。

【导读】

1. 如何区分卵巢的皮质和髓质？

2. 卵泡生长发育过程、成熟过程及排卵过程分别是怎样的？

3. 初级卵泡与次级卵泡在结构上的异同？

【取材】 兔的卵巢，石蜡切片。

【染色】 HE 染色。

【内容】

1. 低倍观察 卵巢表面被覆单层扁平上皮或立方上皮，上皮下为致密结缔组织的白膜。皮质位于实质外周，可见处于不同发育阶段的卵泡和闭锁卵泡等。请思考在这张切片中是否能够看到**黄体**。髓质位于实质中央，狭小，为疏松结缔组织，富含血管、淋巴管和神经等（图 16-1）。

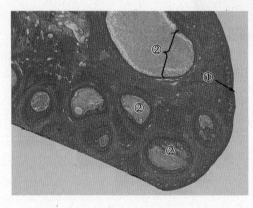

图 16-1 卵巢（低倍）
①表面上皮与白膜；②卵泡

（1）原始卵泡（primordial follicle）：位于白膜下方的皮质浅层，数量较多，体积较小。由位于卵泡中央的初级卵母细胞和包裹于初级卵母细胞外周的卵泡细胞所组成。初级卵母细胞位于卵泡中央，体积较大，呈圆形，核大而圆，居中，呈空泡状，核仁大而明显，有时可见分裂相，胞质呈嗜酸性。卵泡细胞为包裹于初级卵母细胞外周的一层扁平细胞（图 16-2）。

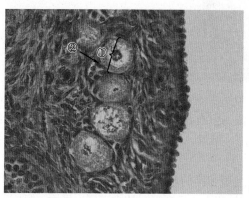

图 16-2　原始卵泡（低倍）
①初级卵母细胞；②卵泡细胞

（2）初级卵泡（primary follicle）：与原始卵泡相比，卵泡体积增大。初级卵母细胞体积增大。卵泡细胞由单层扁平逐渐演变为单层立方、单层柱状至多层（5～6层）。初级卵母细胞与卵泡细胞之间，出现一层折光性强、嗜酸性的均质薄膜，即透明带。环绕卵泡细胞外周的结缔组织，形成卵泡膜（图 16-3）。

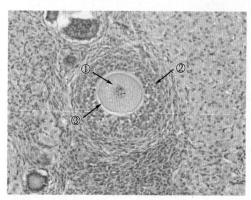

图 16-3　初级卵泡（低倍）
①初级卵母细胞；②卵泡细胞；③透明带

（3）次级卵泡（secondary follicle）：与初级卵泡相比，卵泡体积明显增大，初级卵母细胞体积增大，透明带增厚而变得明显。随着卵泡细胞的层数增多（6～12层），在卵泡细胞间出现了卵泡腔，内含卵泡液。随着卵泡腔逐渐增大，初级卵母细胞、透明带及其周围的卵泡细胞共同凸向卵泡腔形成卵丘。随着卵泡腔和卵丘的形成，卵泡细胞分隔为颗粒层和放射冠。构成卵泡腔壁的卵泡细胞，称颗粒层，此处的细胞称为颗粒细胞；围绕透明带外周呈放射状排列的一层柱状卵泡细胞，称放射冠。卵泡膜分化为内、外两层，内层细胞多，富含毛细血管，外层细胞和血管少，纤维多，含有少量平滑肌纤维（图 16-4）。

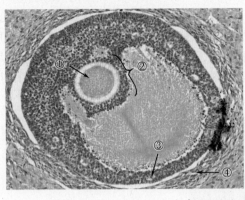

图 16-4　次级卵泡（低倍）
①初级卵母细胞；②卵丘；③颗粒层；
④卵泡膜

（4）闭锁卵泡（atretic follicle）与间质腺（interstitial gland）：在卵巢皮质浅层，可见许多处于不同退化阶段的闭锁卵泡。卵泡萎缩，体积变小，卵母细胞和卵泡细胞逐渐退化萎缩、溶解消失，透明带皱缩、溶解，但消失较晚。卵泡膜内层细胞增殖形成间质细胞或间质腺。

2. 高倍观察　在详尽观察与辨认各级卵泡的基础上，重点观察如下细胞和结构。

（1）初级卵母细胞（图 16-5）：体积大，呈圆形，核大而圆，居中，呈空泡状，核仁大而明显，胞质嗜酸性。注意随着卵泡发育，其体积逐渐增大，在成熟卵泡排卵前 36 ～ 48h，形成次级卵母细胞。

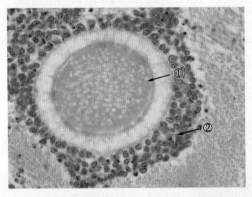

图 16-5　次级卵泡（高倍）
①初级卵母细胞；②放射冠

（2）卵丘（图 16-5）：找到一个典型的次级卵泡，观察卵丘结构。卵丘中央为一个大而圆的初级卵母细胞；卵母细胞外包裹一层嗜酸性均质的透明带；透明带的外周呈放射状排列的一层柱状细胞为放射冠。

（3）卵泡膜（图 16-6）：观察次级或成熟卵泡的卵泡膜，可见卵泡膜分为内外两层。内层紧贴颗粒层，富含膜细胞和毛细血管，卵泡膜细胞呈多边形或梭形，胞质浅染；外层的细胞和血管少，纤维多，含有少量平滑肌纤维。

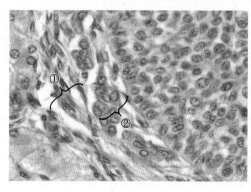

图 16-6 次级卵泡（高倍）
①卵泡膜内层；②卵泡膜外层

二、精读切片

（一）输卵管（oviduct）

【目的】 了解输卵管的三层结构。

【取材】 输卵管，石蜡切片。

【染色】 HE 染色。

【内容】 低倍至高倍观察：管壁由内向外分为黏膜、肌层和外膜。黏膜形成许多高分支的黏膜皱襞并伸入腔内，将管腔分隔成狭小迷宫状腔隙，故管腔形态极不规则。黏膜上皮为单层柱状上皮，纤毛细胞多，分泌细胞少，固有层为薄层结缔组织；肌层较薄，由内环外纵两层平滑肌组成；外膜为浆膜。

（二）子宫（uterus）

【目的】

1. 熟悉 子宫的结构和功能。

2. 掌握 月经周期中子宫内膜的结构变化特征及其与卵巢功能的关系。

【取材】 人的子宫，石蜡切片。

【染色】 HE 染色。

【内容】

1. 低倍观察 子宫壁很厚，由内向外依次观察子宫内膜、子宫肌层和子宫外膜（图 16-7）。

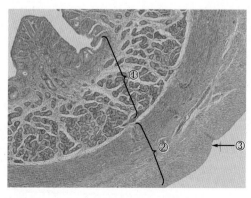

图 16-7 子宫（低倍）
①子宫内膜；②子宫肌层；③子宫外膜

（1）子宫内膜：子宫内膜的上皮为单层柱状上皮；固有层为结缔组织，富含血管、梭形基质细胞及子宫腺；子宫腺为单管状腺，腺上皮为单层柱状上皮（图16-8）。

（2）子宫肌层：由内纵、中环和外纵三层平滑肌束组成，肌束之间含有大量的结缔组织和较大的血管。

（3）子宫外膜：为浆膜，由薄层结缔组织和间皮组成。

2. 高倍观察　详细观察子宫内膜。上皮为单层柱状上皮，可见上皮中有少量的纤毛细胞和大量的分泌细胞。固有层结缔组织中，可见丰富的血管及大量密集分布的基质细胞胞核。子宫腺呈管状，腺上皮为单层柱状上皮，可分辨纤毛细胞和分泌细胞，因子宫内膜处于增生期，故腺体弯曲不明显，腺腔较小（图16-8）。

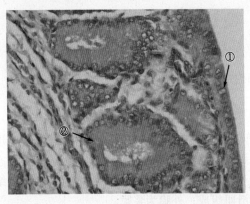

图 16-8　子宫内膜（高倍）
①上皮；②子宫腺

三、课堂作业

绘制次级卵泡，并用中英文标注出下列结构。

1. 初级卵母细胞
2. 透明带
3. 放射冠
4. 卵丘
5. 卵泡腔
6. 颗粒层
7. 卵泡膜

第十七章　皮肤（Skin）

一、翻转课堂读切片

厚皮肤

【课前准备】

1. 预习皮肤的相关理论知识。

2. 观看皮肤的实验教学视频。

3. 完成网络作业。

【目的】

1. 掌握　表皮的基本结构；

2. 熟悉　真皮的基本结构；

3. 了解　皮肤附属器的结构。

【导读】

1. 课前预习理论知识，观看视频。

2. 表皮由基底层到表层可以分为几层？每层细胞各具有什么结构特征？

3. 如何区分基底层和棘层？

4. 如何区分透明层和角质层？

【取材】　人足底皮，石蜡切片。

【染色】　HE 染色。

【内容】

1. 低倍观察　区分表皮与真皮，表皮是位于浅层的上皮组织，染色较深；真皮是位于深层的结缔组织，染色较浅。

（1）表皮（图 17-1，图 17-2）：位于浅层，为角化的复层扁平上皮，从表层到基底层依次包括角质层、透明层、颗粒细胞层、棘层和基底层。角质层较厚，呈强嗜酸性；透明层呈一层均质透明状、嗜酸性的窄带；颗粒细胞层较薄，呈强嗜碱性；棘层较厚，呈弱嗜碱性；基底层是层很薄的嗜碱性细胞。

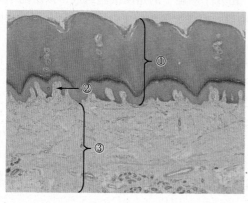

图 17-1　表皮、真皮（低倍）
①表皮；②真皮乳头层；③真皮网织层

（2）真皮（图 17-1，图 17-2）：位于表皮深方的结缔组织，与表皮的交界处凹凸不平，分乳头层和网织层，二层之间界限不明显。

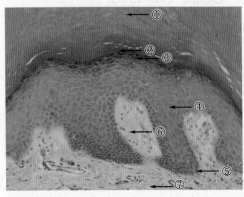

图 17-2　表皮、真皮（低倍）
①角质层；②透明层；③颗粒细胞层；④棘层；
⑤基底层；⑥真皮乳头层；⑦真皮网织层

1）乳头层：紧邻表皮的基底面，较薄，染色浅，是真皮向表皮的基底层突出形成的许多乳头状隆起，称真皮乳头。

2）网织层：位于乳头层的深部，是较厚的结缔组织层。

2. 高倍观察

（1）表皮（图 17-3）：仔细观察表皮的分层，从基底层到表层，依次为基底层、棘层、颗粒细胞层、透明层和角质层。

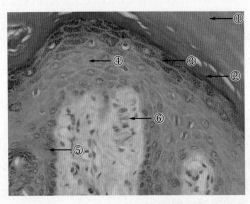

图 17-3　表皮、真皮乳头层（高倍）
①角质层；②透明层；③颗粒细胞层；④棘层；
⑤基底层；⑥触觉小体

1）角质层：位于表皮的最浅层，由几十层扁平的角质细胞组成，该层的细胞为角化的干枯死亡细胞，无细胞核及细胞器，内含大量角质蛋白，因此呈一层嗜酸性的均质膜状结构；

2）透明层：位于颗粒层上方，由 2～3 层梭形细胞组成，细胞轮廓不清，核和细胞器退化、消失，呈一层均质透明状、嗜酸性的窄带；

3）颗粒层：位于棘层上方，由 2～3 层梭形细胞组成，细胞核染色浅，胞质含有丰富的大小不一的嗜碱性颗粒，称透明角质颗粒；

4）棘层：位于基层的上方，由 4～10 层细胞组成，呈多边形，核圆，胞质较多，呈弱嗜碱性。因细胞相连处有许多短小的棘状胞质突起，故称棘细胞；

5）基底层：邻近真皮，由贴附在基膜上的 1 层低柱状细胞组成，排列紧密整齐，核卵圆形，胞质较少，呈嗜碱性。

（2）真皮

1）乳头层：该处细胞较多，含有较丰富的毛细血管，可见触觉小体（图17-3），其外有结缔组织包裹，内有横列的扁平细胞。

2）网织层：该层可见汗腺（图17-4），汗腺由分泌部和导管构成，分泌部管径大，管腔小，腺上皮细胞为单层立方形或矮柱状细胞组成，核圆，位于基部，着色较浅，腺上皮基底面环绕有嗜酸性的肌上皮细胞；导管由2～3层矮柱状细胞围成，细胞较小，胞质嗜碱性，染色较深。

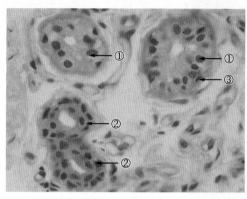

图17-4　汗腺（高倍）
①汗腺分泌部；②汗腺导管；③肌上皮细胞

二、泛读切片

头皮

【目的】　了解毛发、皮脂腺、立毛肌、汗腺的结构。

【取材】　人的头皮，石蜡切片。

【染色】　HE染色。

【内容】

1. 低倍观察　深染的一侧为表皮，浅染的一侧为真皮及皮下组织，延伸出表皮的棕褐色杆状结构为毛发（图17-5）。

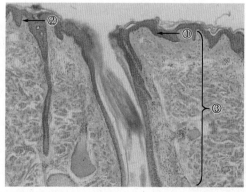

图17-5　头皮（低倍）
①表皮；②真皮乳头层；③真皮网织层

（1）表皮：为角化复层扁平上皮，但较之足底皮，头皮的表皮较薄。角质层很薄，无透明层，颗粒层薄，棘层由数层棘细胞构成，基底层为一层矮柱状细胞。

（2）真皮：为致密结缔组织，浅层为乳头层，深层为网织层。在网织层中可见毛囊、毛根、立毛肌、皮脂腺等结构（图 17-5，图 17-6，图 17-7，图 17-8）。

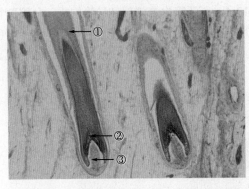

图 17-6 头皮（低倍）
①毛囊；②毛根；③毛乳头

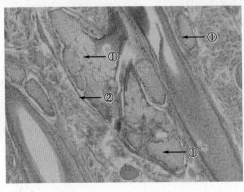

图 17-7 头皮（低倍）
①皮脂腺；②立毛肌

2. 高倍观察

（1）毛：位于真皮网织层，可见毛发、毛囊的各种切面。

1）毛发及毛囊：毛可分为毛干和毛根两部分，毛干为露于表皮以外的部分，毛根是埋于皮肤之内的部分，毛根与毛干相延续。包裹在毛根周围的管鞘状结构，称毛囊。毛囊由表皮伸入真皮，可分为两层，内层是与表皮相延续的复层扁平上皮，称上皮根鞘，外层是结缔组织根鞘。

2）毛球：毛根和毛囊的末端膨大融合，称毛球。毛球的上皮细胞称幼稚的毛母质细胞。毛球底端凹陷，含有毛细血管和神经的结缔组织突入该凹陷之中，称毛乳头。

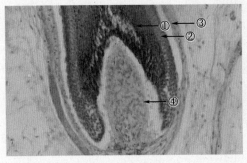

图 17-8 毛球（高倍）
①毛根；②上皮根鞘；③结缔组织根鞘；
④毛乳头

3）立毛肌：毛根与毛囊的纵切面上，毛根与表皮相交形成一个锐角、一个钝角。钝角侧有一束斜行的平滑肌纤维，称立毛肌。其一端附着于毛囊中下部，另一端附着于真皮乳头层，当受寒冷等刺激时，立毛肌收缩，可使毛发竖立（图17-7）。

（2）皮脂腺（图17-9）：为分支泡状腺，位于毛囊与立毛肌之间，立毛肌有助于皮脂排出。①导管：导管短，开口于毛囊；②分泌部：周边细胞小、立方形、着色深，为基细胞；中央细胞大，多边形，充满脂滴，核固缩。

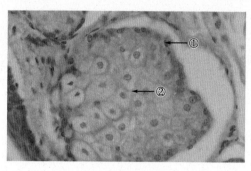

图17-9　皮脂腺（高倍）
① 基细胞；② 皮脂腺分泌部

（3）汗腺：位于真皮网织层，是单曲管状腺，可分为导管部和分泌部。

1）导管部：开口于表皮的细长上皮管道，由两层立方上皮组成，胞质嗜碱性。

2）分泌部：深至皮下的粗而蟠曲的一团管性结构，分泌细胞呈锥体形或分泌细胞与基膜间为肌上皮细胞，其收缩有助于汗液排出。

三、示教切片

朗格汉斯细胞

【目的】　熟悉：朗格汉斯细胞的形态结构。

【取材】　表皮。

【染色】　氯化金染色。

【内容】　高倍观察：散在分布于表皮深层的角质形成细胞之间，深染为棕褐色，有突起的细胞，即为朗格汉斯细胞。

四、课堂作业

绘制表皮的5层结构，并用中英文标注如下结构。

1. 基底层
2. 棘层
3. 颗粒层
4. 透明层
5. 角质层

第十八章　感觉器官（Sensory System）

一、翻转课堂读切片

眼球（eyeball）

【课前准备】

1. 预习眼球的相关理论知识。

2. 观看眼球的实验教学视频。

3. 完成网络作业。

【目的】

1. 掌握　视网膜的结构；角膜、虹膜、睫状体的结构。

2. 熟悉　巩膜、脉络膜的结构。

【导读】

1. 课前预习理论知识，观看视频。

2. 按照由前向后、由外向内的顺序进行观察，眼球大致可分为哪几部分？眼球壁和内容物各有哪些结构组成？

3. 眼球壁的外膜（纤维膜）、中膜（血管膜）和内膜（视网膜）各由哪些结构组成？

4. 角膜、巩膜、虹膜、睫状体、脉络膜和视网膜的位置关系和结构特征是什么？

【取材】　人的眼球，石蜡切片。

【染色】　HE 染色。

【内容】

1. 低倍观察　由前至后，依次观察与分辨眼球壁的各种结构。

（1）眼球壁外膜

1）角膜（cornea）（图 18-1）：向前凸出于眼球前部，呈半弧形，完全透明，如一块透镜，呈浅染的膜状结构。角膜的前、后两面均为上皮组织，中间为结缔组织。

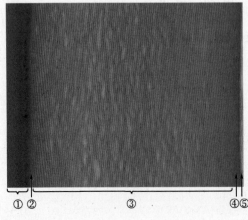

图 18-1　角膜（低倍）
①角膜上皮；②前界层；③角膜基质；④后界层；⑤角膜内皮

2）巩膜（sclera）（图18-2）：与角膜共同组成眼球壁的外膜。巩膜较厚，为致密结缔组织，由大量胶原纤维和少量弹性纤维构成，深染呈红色。

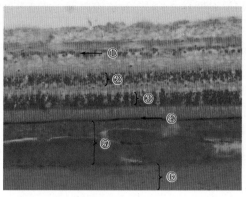

图18-2　巩膜、脉络膜、视网膜（低倍）
①节细胞层；②双极细胞层；③视细胞层；
④色素上皮层；⑤脉络膜；⑥巩膜

（2）眼球壁中膜

1）虹膜（iris）（图18-3）：位于角膜后方、晶状体前方的两侧，切面常示两片瓣膜样结构，实为环状膜，中央有孔，为瞳孔。虹膜可分3层，依次为前缘层、虹膜基质、上皮层。

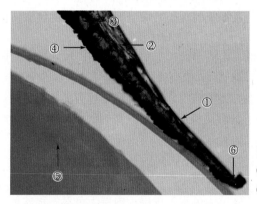

图18-3　虹膜（低倍）
①前缘层；②虹膜基质；③瞳孔开大肌；
④虹膜上皮；⑤晶状体；⑥瞳孔括约肌

2）睫状体（ciliary body）（图18-4）：位于虹膜根部、脉络膜前方，形成环形隆起围绕于晶状体周围，切面常呈三角形，内侧缘有大量放射状的皱褶结构，称睫状突，睫状突内面与晶状体之间有细的纤维相连，称睫状小带。

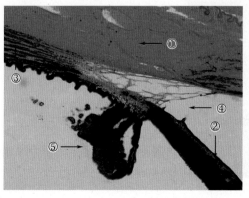

图18-4　眼球前部（低倍）
①角膜缘；②虹膜；③睫状体；④前房角；
⑤睫状突

3）脉络膜（choroid）（图18-2）：位于眼球后部，巩膜内面与视网膜之间，前缘与睫状体延续。为富含色素细胞和血管的疏松结缔组织。

（3）眼球壁内膜：视网膜（retina）（图18-2）衬于脉络膜内面，光镜下可将该膜分为10层。

（4）眼球壁内容物：晶状体（lens）位于虹膜后方，呈双凸透镜状，染成红色。

2. 高倍观察　仔细观察角膜、虹膜、睫状体和视网膜的结构。

（1）角膜：从前向后观察角膜的5层结构。

1）角膜上皮：未角化的复层扁平上皮，约5层细胞，基部平坦。

2）前界层：为一层透明均质薄膜。

3）固有层：即角膜基质，由大量规律排列成板层状的胶原纤维组成，因纤维粗细一致，故屈光指数相同，呈透明状。此外，纤维之间夹有少量扁平的成纤维细胞，无血管。

4）后界层：为一层透明均质薄膜。

5）角膜内皮：为单层扁平或低立方形上皮。

（2）虹膜：从前向后观察虹膜的3层结构。

1）前缘层：表面是一层不连续的扁平状成纤维细胞和色素细胞。

2）虹膜基质：含有丰富血管和色素细胞的疏松结缔组织，基质内的色素使得虹膜呈现不同的颜色。

3）虹膜上皮：亦称视网膜虹膜部，由前后两层细胞构成，前层细胞为平滑肌纤维，后层细胞呈立方形，胞质内含有丰富的色素颗粒，称色素上皮层。值得注意的是，前层的肌纤维有两种排列方式，位于瞳孔缘，围绕瞳孔环形排列的，称瞳孔括约肌；沿着后层色素上皮，以瞳孔为中心向虹膜根部呈放射状排列的，称瞳孔开大肌。

（3）睫状体：观察睫状体的3层结构。

1）睫状肌：睫状体内有纵行、放射状、环形走向的平滑肌。

2）血管层：富含血管的结缔组织。

3）睫状上皮：由两层细胞组成，外层为色素上皮层；内层无色素，称非色素上皮层。

（4）视网膜（图18-5）：在光镜下由外向内依次观察辨认视网膜的4层结构。

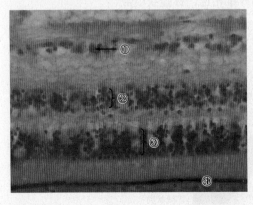

图18-5　视网膜（高倍）
①节细胞层；②双极细胞层；③视细胞层；
④色素上皮层

1）色素上皮层：由立方形的色素上皮细胞组成，胞质含有色素颗粒。

2）视细胞层：该层细胞核多，由视锥和视杆细胞的胞核密集排列形成，核呈圆形。

3）双极细胞层：较之视细胞层，该层较薄，由多种神经元胞体构成，以双极神经元为主。

4）节细胞层：由散在分布、胞体较大的节细胞构成。

二、泛读切片

内耳（internal ear）

【目的】 熟悉内耳的形态结构。

【取材】 内耳，石蜡切片。

【染色】 HE 染色。

【内容】

1. 低倍观察 在耳蜗的垂直切面上，中央柱形的骨质是蜗轴，旁有骨板向两侧突出，称骨螺旋板，与之相对的耳蜗外侧壁骨膜增厚并向腔内突入，称螺旋韧带。骨螺旋板和螺旋韧带之间结缔组织构成的薄膜，称基底膜。骨螺旋板上方增厚的骨膜斜向螺旋韧带的上部，称前庭膜。因此，耳蜗被分隔为三个管腔，从上到下依次为前庭阶、膜蜗管和鼓室阶（图18-6，图18-7）。膜蜗管切面呈三角形，充满内淋巴。

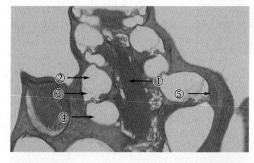

图 18-6　内耳（低倍）
①蜗轴；②前庭阶；③膜蜗管；④鼓室阶；
⑤螺旋韧带

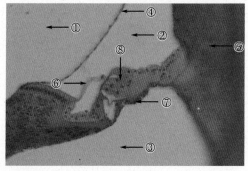

图 18-7　内耳（低倍）
①前庭阶；②膜蜗管；③鼓室阶；④前庭膜；
⑤螺旋韧带；⑥盖膜；⑦基底膜；⑧螺旋器

2. 高倍观察

（1）膜蜗管

1）上壁：即前庭膜，中间为薄层结缔组织，两面是单层扁平上皮。

2）外壁：为由致密结缔组织构成的螺旋韧带，其表面富含毛细血管，称血管纹。

3）下壁：由骨螺旋板和基底膜构成，内侧骨螺旋板的骨膜增厚形成螺旋缘，螺旋缘表面细胞分泌的糖蛋白胶质膜，为盖膜。

（2）螺旋器，主要由毛细胞和支持细胞构成。

1）毛细胞：分内、外两组。内毛细胞往往有一列，呈烧瓶状，位于内柱细胞的内侧和内指细胞的上方。外毛细胞有 3～5 排，位于外指细胞的上方，呈柱状，毛细胞的游离面为静纤毛。

2）支持细胞：可分为柱细胞和指细胞。

a. 柱细胞：螺旋器中有一个三角形的腔隙，称螺旋隧道，由内侧的内柱细胞和外侧的外柱细胞围成。

b. 指细胞：为内、外两组，内柱细胞内侧为 1 列内指细胞，外柱细胞外侧为 3～5 列外指细胞。指细胞位于毛细胞的下方，对毛细胞具有重要支持作用（图 18-8）。

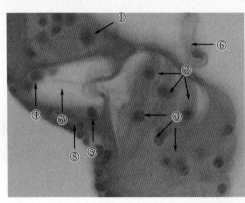

图 18-8　内耳（高倍）
①内毛细胞；②外毛细胞；③外指细胞；
④内柱细胞；⑤外柱细胞；⑥盖膜；
⑦螺旋隧道；⑧基底膜

三、课堂作业

绘制眼球后壁（巩膜、脉络膜、视网膜），并用中英文标注下列结构。

1. 巩膜

2. 脉络膜

3. 视网膜（色素上皮层、视杆视锥层、外界膜、外核层、外网层、内核层、内网层、节细胞层、视神经纤维层、内界膜）

第十九章　人体胚胎早期发育
（Human Embryogenesis and Early Development）

一、翻转课堂观察模型

人体胚胎早期发育模型（models of human embryogenesis and early development）

【课前准备】

1. 预习人体胚胎发生和早期发育的相关理论知识。

2. 观看人体胚胎发生和早期发育的过程的录像片。

3. 完成网络作业。

【目的】

1. 掌握　胚泡的形成和结构；胚盘的形成和演变；三胚层的初步分化；胎盘的形成。

2. 熟悉　胎膜的形成与子宫蜕膜的演变。

【导读】

1. 课前预习理论知识，观看视频。

2. 何谓受精、卵裂、胚泡、植入、胚盘、胎盘、胎膜？

3. 试述三胚层的形成过程。

4. 试述三胚层的分化过程。

5. 试述胎盘的结构和功能。

【内容】

1. 胚泡　模型呈半球状，显示胚泡的正中剖面结构。胚泡壁由单层扁平细胞组成，称为滋养层。胚泡内的腔，称为胚泡腔。在胚泡腔的一端有一群细胞，即内细胞群。可见内细胞群已开始分化出下胚层（黄色）。（模型 1，第 7 天）

2. 胚泡植入

（1）内细胞群外侧滋养层（深绿色）向子宫内膜（粉红色）植入，滋养层分裂增生形成合体滋养层（绿色），植入的子宫内膜呈蜕膜化改变，改称基蜕膜。（模型 2，第 8 天）

（2）胚泡继续植入，合体滋养层进一步增生，其中出现许多间隙。植入缺口处的子宫蜕膜逐渐愈合，封闭植入口，将形成包蜕膜。胚泡不断长大，上胚层细胞增殖。细胞之间出现一个充满液体的腔，即为羊膜腔，羊膜腔的底（蓝色）为上胚层。（模型 3，第 9 天）

（3）胚泡植入完成，包蜕膜完全覆盖胚泡。滋养层形成完整的两层，即细胞滋养层（深绿色）与合体滋养层（绿色），并与细胞滋养层隆起的细胞索共同构成初级干绒毛，下胚层周边细胞生长，形成卵黄囊（橘红色），细胞滋养层向胚泡腔增生分化形成胚外中胚层（粉红色）。（模型4，第12天）

（4）胚泡植入完成后，合体滋养层发育较快，胚泡体积增长迅速，胚外中胚层出现间隙，逐渐融合并扩大形成较大腔隙，即胚外体腔。胚外中胚层随之分成两部分，一部分覆盖卵黄囊与羊膜的外表面，另一部分衬附于细胞滋养层的内表面，并伸入绒毛中轴，至此滋养层改名为绒毛膜，绒毛发育为次级干绒毛，羊膜与细胞滋养层之间的胚外中胚层称体蒂。（模型5，第2周末）

3. 胚盘的形成

（1）胚盘呈圆盘形，由上胚层（蓝色）和下胚层（黄色）构成。（模型6，第8天）

（2）胚盘逐渐呈椭圆形，上胚层模型分成前后两部分以显示原条的横断面。可见在胚盘一端（尾端）中轴线上有一条细胞索，即原条（红色），上胚层表面的浅沟称原沟，原条头端的细胞迅速增生膨大形成原结，其中央背侧有一凹陷，称原凹。（模型7，第15天）

（3）胚盘增大呈梨形，头大尾小，上胚层模型在纵线上分成左右两块。可见原沟底部的上胚层细胞一部分置换下胚层形成内胚层，另一部分在上胚层与内胚层之间形成中胚层，上胚层改名为外胚层，此时胚盘由内、中、外三个胚层组成。原凹的细胞向胚盘头端内外胚层之间增生，形成一条细胞索，称脊索（红色）。在脊索的诱导下，其背侧的外胚层增厚，并形成神经板。（模型8，第17天）

（4）胚盘迅速增大亦呈梨形。神经板外侧高起称为神经褶，中间凹陷称为神经沟。原条缩小，逐渐退至尾端，胚盘中轴的细胞索为脊索（红色）。（模型9，第20天）

（5）为最大的一套，显示外胚层（蓝色）、中胚层（粉红色）、内胚层（黄色）。中胚层显示原条逐渐退化，在脊索（红色）的前端和原条位置的尾端各有一个没有中胚层的小区域，内、外胚层紧密相贴，分别称为口咽膜和泄殖腔膜。（模型10，第21天）

4. 三胚层的初步分化

（1）七体节人胚：中段的神经褶开始闭合并和背侧表面外胚层分离，逐渐形成神经管，并向头尾两端不断闭合。神经管两侧的中胚层呈分节状隆起，称体节（为体节的表面观），已出现七对。从模型外侧面观察，粉红色所示为中胚层，侧中胚层的一部分紧贴外胚层的内面，称体壁中胚层；另一部分覆盖在内胚层的外面，称脏壁中胚层。脏壁中胚层与体壁中胚层之间的长形凹槽示胚内体腔。位于卵黄囊顶部的内胚层，随着胚体发生头褶、尾褶和侧褶，形成管状的原肠，位于头端的部分称为前肠，尾端部分称为后肠，与卵黄囊相连的中段称中肠。前肠的头端腹面有口咽膜、后肠的末端腹面有泄殖腔膜将原肠封闭。（模型11，第22天）

（2）十四体节人胚：神经褶大部分闭合成神经管，仅头尾两端暂时各存留一孔，分别称为前神经孔和后神经孔。胚体纵断面模型上背侧份结节状的隆起（红色所示）为体节，表示已出现十四对。横断面模型上，体节腹侧壁和内侧壁的细胞向脊索（红色圆点状）方向迁移，称为生骨节（红色小点所示）。残留的体节背侧壁称生皮节。由生皮节产生的一新细胞层，直接贴在生皮节的内表面，称为生肌节（模型未表示）。由于神经管的纵向生长，尤其是头端脑泡迅速膨大和体节的迅速生长，以致产生头褶、尾褶和侧褶，其结果使平盘胚演变为圆柱胚，同时使肠管与卵黄囊相连处变窄。（模型12，第4周）

　　5. 胎膜的形成和演变　　胎膜是受精卵发育形成的一些临时性结构，包括羊膜、卵黄囊、尿囊、脐带和绒毛膜。

　　（1）羊膜腔位于胚盘上方，其壁称为羊膜。卵黄囊位于胚盘的下方。羊膜腔与细胞滋养层相连的部分称为体蒂。滋养层有绒毛形成，称为绒毛膜。胚外中胚层之间有一个大腔，称为胚外体腔。（模型13，第2周末）

　　（2）由于胚胎本体（胚盘）的头端生长快，体蒂的位置相对后移。（模型14，第2周末）

　　（3）体蒂的位置移至胚体的尾端，其内有尿囊（黄色），它是卵黄囊尾侧向体蒂长出的一条盲管。体蒂和卵黄囊壁内有血管形成。（模型15，第3周初）

　　（4）由于胚盘向腹侧包卷，与胚盘周缘相连的羊膜也跟着向胚盘腹侧面包卷，使体蒂及其中的尿囊与卵黄囊靠拢，同时卵黄囊与中肠相连的部分变窄。绒毛膜上的绒毛比较发达，均匀地覆盖在整个绒毛膜的表面。（模型16，第4-5周）

　　（5）随着胚体的包卷和羊膜腔迅速扩大，结果使体蒂、尿囊、卵黄囊等都包卷到胚体的腹侧，羊膜覆盖其外，形成一条圆柱状结构，称为脐带。此时，卵黄囊逐渐退化，胚外体腔变小。一部分绒毛发达，另一部分逐渐退化。（模型16，第6周）

　　6. 胎盘与子宫壁的关系

　　（1）胚泡植入子宫内膜进行发育，子宫内膜呈现蜕膜反应形成蜕膜。蜕膜可分为三部分：位于胚泡深面的称底蜕膜，覆盖在胚泡表面的称包蜕膜，其余部分的蜕膜称壁蜕膜。（模型17，第3周）

　　（2）由于胚泡逐渐扩大，向子宫腔方向突出，与包蜕膜相邻接的绒毛逐渐退化，称为平滑绒毛膜，与底蜕膜相邻接的绒毛则不断生长和扩大范围，称为丛密绒毛膜。（模型18，第6周）

　　（3）胎儿的丛密绒毛膜与母体的底蜕膜共同组成胎盘。对照模型弄清绒毛主干、绒毛、胎盘隔、绒毛间隙的位置和相互关系。（模型19，第8周）

　　7. 胎盘标本　　足月胎盘为圆盘状，直径为15～20cm，平均厚度约2.5cm，重500g左右，母体面呈暗红色，凹凸不平，分15～20个胎盘小叶。胎儿面呈灰白色，表面光滑有羊膜覆盖。近中央有脐带附着，脐带内含一对脐动脉和一条脐静脉。（模型20，足月）

二、泛读标本

（一）正常人胚胎标本（human embryo specimen）

【目的】 熟悉正常人胚胎发育的外部结构特征变化。

【取材】 人第4周、5周、6周、7周、12周、14周、16周、20周、24周、32周、38周胚胎。

【内容】

1. 人第4周胚胎　神经管形成，体节3～29对，鳃弓1～2对，眼耳鼻始基初现，脐带胎盘形成，顶臀长1.5～5.0mm（图19-1）。

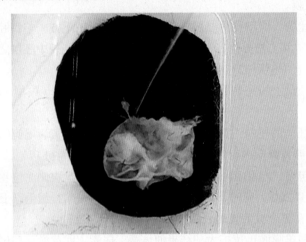

图19-1　第4周人胚

2. 人第5周胚胎　胚体曲向腹侧，鳃弓5对，肢芽出现，手板明显，体节30～40对，顶臀长4～8mm（图19-2）。

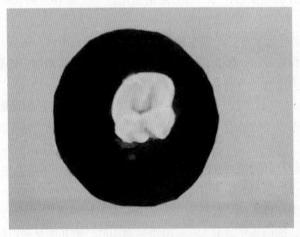

图19-2　第5周人胚

3. 人第6周胚胎　肢芽分为两节，足板明显，视网膜出现色素，耳廓出现，顶臀长7～12mm（图19-3）。

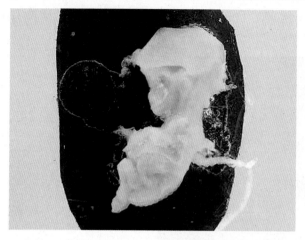

图 19-3　第 6 周人胚

4. 人第 7 周胚胎　手足板相继出现指趾初形，体节不见，颜面形成，乳腺嵴出现，顶臀长 10～21mm（图 19-4）。

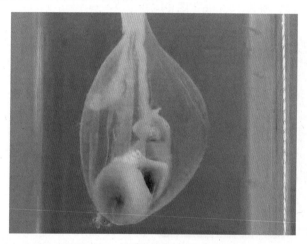

图 19-4　第 7 周人胚

5. 人第 12 周胚胎　外阴可辨性别，颈明显，身长 87mm（图 19-5）。

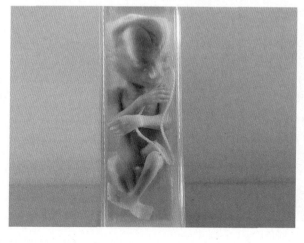

图 19-5　第 12 周人胚

6. 人第 14 周胚胎　头竖直，下肢发育好，趾甲开始发生，身长 120mm（图 19-6）。

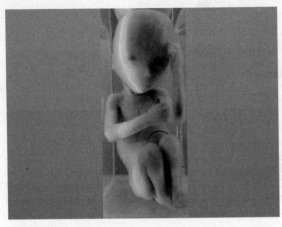

图 19-6　第 14 周人胚

7. 人第 16 周胚胎　耳竖起，身长 140mm（图 19-7）。

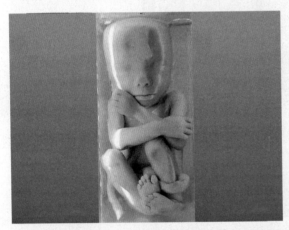

图 19-7　第 16 周人胚

8. 人第 20 周胚胎　头与躯干出现胎毛，身长 190mm（图 19-8）。

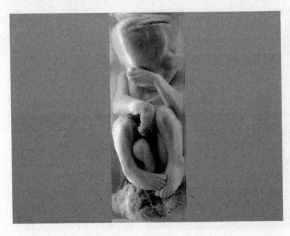

图 19-8　第 20 周人胚

9. 人第 24 周胚胎　指甲全出现，胎体瘦，身长 230mm（图 19-9）。

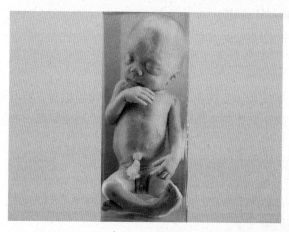

图 19-9　第 24 周人胚

10. 人第 32 周胚胎　指甲平齐指尖，皮肤浅红光滑，身长 300mm（图 19-10）。

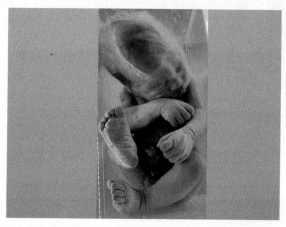

图 19-10　第 32 周人胚

11. 人第 38 周胚胎　胸部发育好，乳腺略隆起，睾丸位于阴囊或腹股沟管，指甲超过指尖，身长 360mm（图 19-11）。

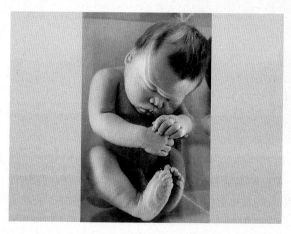

图 19-11　第 38 周人胚

（二）先天畸形（congenital malformation）

【目的】　了解几种常见先天性畸形。

【取材】　人畸形胚胎。

【内容】

1.无脑儿　无脑儿是神经系统较多见的先天性畸形。其脑组织很少，并有颅骨缺失，出生后不能存活。它是由于胚胎第 4 周时前神经孔的闭合障碍引起，与遗传有密切关系（图 19-12）。

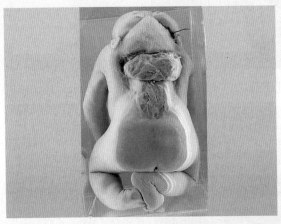

图 19-12　无脑儿

2.脊柱裂　脊柱裂较多见，往往与无脑儿同时存在。脊柱背侧有多个椎骨缺损，出现一纵向裂沟。脊柱裂多见于下胸椎和腰、骶椎。脊柱裂常合并脊髓裂，是由于神经管尾端闭合障碍所致（图 19-13）。

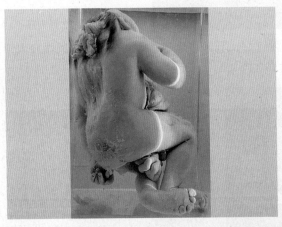

图 19-13　脊柱裂

3.联体畸胎　联胎是两个胎儿身体的某些部分相联在一起，但胎儿彼此联合的多少、部位和角度不尽相同。常见的有腹联、胸腹联、头联和臀联等。据估计，每 400 个一卵双胎中就有一例联胎。其发生是由一个胚盘形成两个原条时，彼此分离不完全所致（图 19-14）。

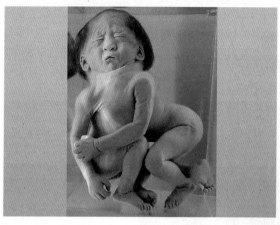

图 19-14　联体畸胎

4.无肢　胎儿的上、下肢芽都不发育，无肢畸形罕见。在 1960 年初，某些西欧国家孕妇服用安眠镇静药肽胺呱啶酮导致肢体缺失的婴儿约 7000 个（图 19-15）。

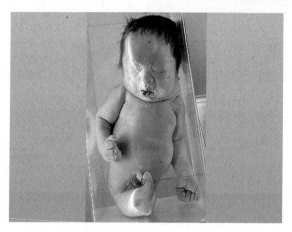

图 19-15　无肢

5.唇裂　唇裂是颜面常见的先天性畸形，上唇的缺损从唇缘延伸入鼻孔底部并贯通牙槽。单侧唇裂较双侧多见，其发生是由于上颌隆突与同侧内侧鼻突未愈合所致，与遗传有密切关系（图 19-16）。

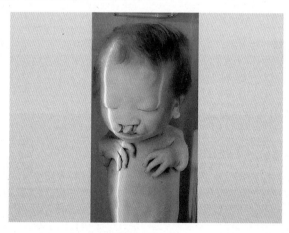

图 19-16　唇裂

6. 内脏外翻 内脏外翻可发生全部外翻或少部分外翻，这是第 3 周末至第 4 周初时，胚盘两侧被卷向腹侧，侧中胚层的体壁中胚层发育缺损或不全所致（图 19-17）。

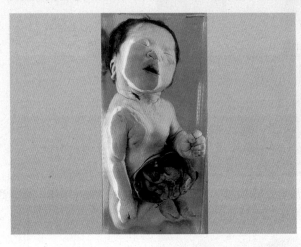

图 19-17 内脏外翻

三、课堂作业

绘制人胚发育第 2 周末二胚层胚盘及相关结构，并用中英文标注出下列结构。

1. 初级干绒毛
2. 胚外体壁中胚层
3. 胚外体腔
4. 体蒂
5. 胚外脏壁中胚层
6. 羊膜
7. 羊膜腔
8. 上胚层
9. 下胚层
10. 卵黄囊

第二篇　组织学常用研究技术与方法

第二十章　研究技能性实验
（Research Skill Experiment）

研究技能性实验是针对常用形态学研究技术的技能培训，着重于对研究技术的操作方法与应用能力的培训。目的是让学生了解常用形态学的研究技术，激发学生的创造性思维，提高学生的动手操作能力，培养学生科学而严谨的科研素质与创新能力。

实验一　苏木精 - 伊红染色法

苏木精 - 伊红染色法（hematoxylin-eosin staining），简称 **HE 染色法**，石蜡切片技术里常用的染色法之一。苏木精染液为碱性，主要使细胞核内的染色质与胞质内的核酸着紫蓝色；伊红为酸性染料，主要使细胞质和细胞外基质中的成分着红色。HE染色法是组织学、胚胎学、病理学教学与科研中最基本、使用最广泛的技术方法。

（一）HE 染色的基本原理

组织结构易于被碱性或酸性染料着色的性质称为嗜碱性（basophilia）或嗜酸性（acidophilia）；而如对碱性染料和酸性染料亲和力都比较弱则称为中性（neutrophilia）。

构成组织内蛋白质的氨基酸种类很多，它们有不同的等电点。在普通染色法中，染色液的 pH 为 6 左右，细胞内的酸性物质如细胞核的染色质、腺细胞和神经细胞内的粗面内质网及透明软骨基质等均被碱性染料染色，这些物质具有嗜碱性。而细胞质中的其他蛋白质如红细胞中的血红蛋白、嗜酸性粒细胞的颗粒及胶原纤维和肌纤维等被酸性染料染色，这些物质具有嗜酸性。如果改变染色液的酸碱度，pH 值升高时，则原来被酸性染料染色的物质可变为嗜碱性；pH 值降低时，原来被碱性染料染色的物质则可变为嗜酸性。所以说染色液的 pH 值可以影响染色的反应。

脱氧核糖核酸（DNA）两条链上的磷酸基向外，带负电荷，呈酸性，很容易与带正电荷的苏木精碱性染料以离子键结合而被染色。苏木精在碱性溶液中呈蓝色，所以细胞核被染成蓝色。伊红是一种化学合成的酸性染料，在水中解离成带负电荷的阴离子，与蛋白质的氨基正电荷的阳离子结合使胞质染色，细胞质、红细胞、肌肉、结缔组织、嗜伊红颗粒等染成不同程度的红色或粉红色，与蓝色的细胞核形成鲜明对比。伊红是细胞质的良好染料。

由于组织或细胞的成分不同，对苏木精的亲和力及染色性质也不一样。经苏木精染色后，细胞核及钙盐黏液等呈蓝色，可用盐酸酒精分化和弱碱性溶液显蓝，如处理适宜，可使细胞核着清楚的深蓝色，胞质等其他成分脱色。再利用胞质染料伊红染胞质，使胞质的各种不同成分又呈现出深浅不同的粉红色，故各种组织或细胞成分与病变的一般形态结构特点均可显示出来。

（二）试剂配制

1. **0.5% ～ 1% 的伊红酒精溶液**　称取伊红 0.5 ～ 1g，加少量蒸馏水溶解后，再滴加冰醋酸直至浆糊状。以滤纸过滤，将滤渣在烘箱中烤干后，用 95% 酒精或无水乙醇 100ml 溶解。

2. **苏木精染液配方**　将 4g 苏木精溶于 25ml 无水乙醇后，加入 10% 铵钒水溶液 400ml，摇匀后过滤再加甘油及甲醇或 95% 乙醇各 100ml，置阳光下或暴露于空气中 3 ～ 4 个月。

（三）常规 HE 染色简易步骤（石蜡切片）

1. 二甲苯（Ⅰ）静置脱蜡 15min。

2. 二甲苯（Ⅱ）静置脱蜡 15min。

3. 二甲苯：无水乙醇 =1 ： 15min 静置。

4. 100% 乙醇（Ⅰ）静置 5min。

5. 100% 乙醇（Ⅱ）静置 5min。

6. 80% 乙醇静置 5min。

7. 蒸馏水静置 5min。

8. 苏木精染色液染色 1 ～ 3min。

9. 水洗 10min 或流水冲洗 5min。

10. 1% 盐酸乙醇反色 30s。

11. 流水冲洗 30s。

12. 蒸馏水过洗 5s。

13. 0.5% 伊红染色液染色 1 ～ 3min。

14. 蒸馏水稍洗 30s。

15. 80% 乙醇脱水 30s。

16. 95% 乙醇（Ⅰ）脱水 3min。

17. 95% 乙醇（Ⅱ）脱水 3min。

18. 无水乙醇（Ⅰ）脱水 5min。

19. 无水乙醇（Ⅱ）脱水 5min。

20. 二甲苯（Ⅰ）透明 5min。

21. 二甲苯（Ⅱ）透明 10min。

22. 中性树胶封固。

（四）染色结果

细胞核被苏木精染成鲜明的蓝色，软骨基质、钙盐颗粒呈深蓝色，黏液呈灰蓝色。细胞质被伊红染成深浅不同的粉红色至桃红色，胞质内嗜酸性颗粒呈反光强的鲜红色。胶原纤维呈淡粉红色，弹性纤维呈亮粉红色，红细胞呈橘红色，蛋白性液体呈粉红色。

着色情况与组织或细胞的种类有关，也随其生活周期及病理变化而改变。例如，细胞在新生时期胞质对伊红着色较淡或轻度嗜碱，当其衰老或发生退行性变时则呈现嗜伊红深染。胶原纤维在老化和出现透明变性时，伊红着色由浅变深。

（五）注意事项

切片经 HE 染色后，要彻底脱水透明，才能用中性树胶封盖。如果脱水不彻底，封片后呈白色雾状，镜下观察模糊不清，且容易褪色。

实验二 透射电镜技术

电子显微镜（electron microscopy，EM）简称电镜，经过近百年的发展已成为生物学、医学、化学、农林和材料科学等领域进行科学研究的重要工具，是人类认识自然，特别是研究机体微细结构的重要手段，电镜技术已成为上述各领域研究工作者应掌握的一项基本技能。电镜的创制者鲁斯卡（Ernst August Friedrich Ruska）教授因而获得了 1986 年诺贝尔物理学奖。

（一）电镜的基本原理

与光镜相比电镜用电子束代替了可见光，用电磁透镜代替了光学透镜并使用荧光屏将肉眼不可见的电子束成像。电子与物质相互作用会产生透射电子、弹性散射电子、能量损失电子、二次电子、背反射电子、吸收电子、X 射线、俄歇电子、阴极发光和电动力等。电镜就是利用这些信息来对试样进行形貌观察、成分分析和结构测定的。电镜有很多类型，主要有透射电镜（transmission electron microscope，TEM）和扫描电镜（scanning electron microscope，SEM）两大类。

（二）超薄切片技术

透射电镜的图像是由一定强度的电子束透过标本而形成。由于电子射线的穿透能力比较低，电镜又具有很高的分辨率和放大率，因此电镜标本需要厚度在 $0.03 \sim 0.05\mu m$ 的超薄切片，以获得高分辨的超微结构图像。超薄切片制作过程包括取材、固定、脱水、渗透、包埋、切片和染色等几个环节。

1. 取材 是超薄切片技术的关键环节。由于生物组织离体后，细胞将会立即释放出各种水解酶引起细胞自溶，使细胞内部微细结构发生变化，因此为尽可能避免产生人工误差影响，取材时有以下要求：

（1）取材要快，一般要求在 1min 内把组织块浸入固定液。

（2）组织块要小，一般切成 $0.5 \sim 1.0mm^3$。

（3）所用固定液及容器须预冷，以降低离体细胞内水解酶的活性，尽可能减少细胞自溶。

（4）由于电镜观察视野小，具有很大的局限性，所以，选择部位要准确可靠。

（5）切割组织的刀、剪必须锋利干净，避免拉、锯、压等动作造成细胞损伤。

2. 固定

（1）固定的作用：①破坏细胞的酶系统，阻止细胞的自溶；②稳定细胞物质成分，如核酸、核蛋白、糖类和脂类，使之发生交联，减少或避免抽提作用，以保存组织成分；③在一些细胞组分之间以化学反应和物理反应建立交联，以提供一个骨架来稳定各种细胞器的空间构型；④能提供一定的电子反差。

（2）常用的固定剂

1）四氧化锇（Osmium tetroxide）：俗称锇酸，为一种强的氧化剂，呈浅黄色结晶，其分子式 OsO_4，熔点 $41℃$，沸点 $131℃$，在水中的溶解度为 7.24%（$25℃$）。其水溶液为中性，有极大的毒性。

2）戊二醛（glutaraldehyde）分子式为 $C_5H_8O_2$。市售的戊二醛通常是 25% 或 50% 的水溶液，其 pH 值为 4.0～5.0，并保存在低温处，且不宜存放时间过长。

3）高锰酸钾是一种强的氧化剂，对磷脂蛋白类有特别良好的固定作用。可用于保护细胞的膜相结构，如细胞膜、内质网等。尤其是对神经髓质效果更为显著，但对于胞内的颗粒性或纤维状结构几乎不能固定。常用于植物叶绿体结构及神经纤维结构的研究。

（3）固定方法：目前，用于生物样品超薄切片技术的主要固定方法是化学固定法。采用戊二醛（或戊二醛＋多聚甲醛）固定 1～3h 后，经相应的缓冲液冲洗，再用 1% 锇酸后固定 1～2h。

（4）固定时注意事项

1）固定液的浓度要适宜。一般戊二醛常用浓度为 1%～4%，锇酸为 1%～2%。

2）固定液的渗透压须调节到接近组织、细胞的生理值。固定液的渗透压是通过改变缓冲液的浓度或者通过增加钠、钙和镁等电解质或葡萄糖和蔗糖等非电解质来调节的。

3）固定液的 pH 值须接近所要固定组织的 pH 值。由于大部分动物组织的平均 pH 值约为 7.4，因此，电镜固定液的 pH 值都选用中性（pH 7.2～7.4）。

4）固定时的温度理论上，低温能降低酶的活性，减少细胞自溶和胞内物质的抽提，因此，大部分样品宜在 0～4℃下固定。

3. 脱水　是指用适当的有机溶剂取代组织细胞中的游离水，因水分的存在会使组织结构在电镜高真空状态下急剧收缩而遭破坏，另外包埋剂是非水溶性的，细胞中的游离水会影响包埋剂的浸透，因此，脱水是一个很重要的步骤。

（1）常用脱水剂有乙醇、丙酮和过渡液环氧丙烷等。其中，因乙醇引起细胞中脂类物质的抽提较丙酮少，且不使组织材料变硬、变脆，为最常用的脱水剂。但乙醇不易和用于包埋的环氧树脂相混溶，因此在转入包埋剂前，要用"中间脱水剂"环氧丙烷过渡，它较乙醇和丙酮易与环氧树脂混溶，且挥发快，利于浸透和包埋。

（2）脱水的原则和方法：生物样品中的水分占据着一定空间，急剧脱水会引起细胞收缩，必须采用"等级系列脱水法"，即逐级加大脱水剂的浓度逐步把水分置换出来。一般标本在 30%、50%、70%、80%、90%、95% 乙醇或丙酮停留 5～10min，100% 乙醇或丙酮脱水 3 次，每次 10～15min。室内相对湿度要在 50% 以下。根据标本本身结构致密程度或特殊需要，可适当延长或缩短脱水时间，选择合适的起始浓度或增加脱水系列的等级。用 100% 乙醇或丙酮脱水时，必须先用无水硫酸铜或无水氧化钙吸收脱水剂中的水分，以保证组织细胞充分彻底脱水。另外脱水时间不可过长，以尽量减少细胞成分的抽提和丢失。

4. 渗透与包埋　目的是取代活组织中的水分以及支持整个结构，以便标本有特定的机械性利于切片。

（1）常用包埋剂及配方：包埋剂种类颇多，目前普遍使用的是环氧树脂。为改善包埋块的切割性能，有时在环氧树脂包埋剂配方中再加一些增塑剂，以调节包埋块的韧性。

环氧树脂包埋剂对细胞微细结构有较好的保存性能，聚合后体积收缩率较小，为 2%～5%，而且在真空中能经受较长时间的轰击。但它操作不大方便，反差较弱。环氧树脂的型号较多，常用 Epon812、Spur 树脂（ERL-4206）、TAAB812，还有国产的环氧树脂 618 和 600 等。

（2）渗透与包埋步骤：样品在完全脱水后，即可进入渗透。第一步是将样品置于 100% 脱水剂及等量包埋剂的混合液中（室温下 30min 或数小时）；第二步是将样品置于纯包埋剂中（室温 6h 或过夜），然后可行包埋：将渗透后的样品挑入已装有包埋剂的多孔橡胶模板中，将包埋剂灌满，放入标签，然后根据包埋剂聚合时所需的温度及时间聚合，制成包埋块。

5. 超薄切片　超薄切片的最大面积为 0.5mm×0.5mm 左右，要切出较理想的超薄切片，不仅超薄切片机质量要好，还要有渗透、包埋好的包埋块，以及好的切片刀和技术熟练的操作者等。

6. 切片染色

（1）染色的作用：所谓电子染色是利用某些金属盐（如铅、铀、锇等）能与细胞的某些结构和成分结合，以增加其电子散射能力，进而达到提高反差的一种方法，不同结构成分上吸附有不同数量重金属原子，结合重金属原子较多的区域（即结构致密、原子序数高的部分）具有较强的电子散射能力，在电镜下呈现为电子致密的黑色；结合重金属原子较少的区域则为浅黑色，灰黑色，没有结合重金属的区域是电子透明的区域。因此，经过电子染色处理可提高样品反差，增加图像清晰度。

（2）电子染色剂

1）醋酸铀：也称醋酸双氧铀，是广泛使用的染色剂，它以提高核酸、蛋白质和结缔组织纤维的反差为主，对膜染色效果较差。

2）柠檬酸铅：是目前使用最广泛的电镜染色剂，密度大，对各种组织结构都有广泛的亲和作用，尤以提高细胞膜系统及脂类物质的反差为好，对不能被锇酸染色的糖原更具有染色作用。

3）染色方式：由于铀和铅具有不同的染色特征，所以目前普遍采用双重染色。即先用醋酸铀染色后，再用柠檬酸铅染色，相互补充，从而获得较佳的染色效果。

实验三　疏松结缔组织铺片的染色

疏松结缔组织是最典型的结缔组织，又称蜂窝组织（alveolar tissue），由细胞、纤维和基质三种成分组成，细胞与纤维的含量较少，基质的含量较多。疏松结缔组织广泛分布在全身各种细胞、组织和器官之间。具有支持、连接、防御、保护、营养和修复等功能。

（一）试剂配制

1. 乙醇 - 甲醛液　无水乙醇 90ml；甲醛液 10ml。

2. 地衣红染液配方　地衣红 1g；70% 乙醇 100ml；硝酸 2ml。

3. 1% 沙黄染液配方　沙黄 1g；95% 乙醇 100ml。

（二）标本制备

经活体注射台盼蓝的大鼠（或小鼠），取其皮下结缔组织或肠系膜，制成铺片。同时将其固定于乙醇 - 甲醛液中 1 ～ 2h。

（三）染色步骤

1. 将铺片放入 95%、80%、70% 乙醇液中各处理 15 ～ 20min。

2. 入地衣红染液染色，37℃，3 ～ 12h。

3. 70% 乙醇冲洗，蒸馏水洗。

4. 1% 伊红水溶液 3 ～ 5min，水洗。

5. 1% 沙黄染液 5min。

6. 95% 乙醇分色，蒸馏水洗。

7. 1% 酸性品红 - 苦味酸饱和水溶液染色 20 ～ 30min。

8. 蒸馏水洗，以去除苦味酸的黄色为止。

9. 脱水、透明、中性树胶封片。

（四）染色结果

胶原纤维呈粉红色，弹性纤维呈深棕色，巨噬细胞胞质可见粗大而呈蓝色的台盼蓝颗粒，肥大细胞胞质颗粒呈橘黄色，成纤维细胞浅染。

实验四　血涂片的染色

血涂片是血液细胞学检查的基本方法，应用极广，特别是对各种血液病的诊断有很大价值。但血涂片制备和染色不良，常使细胞鉴别发生困难，甚至导致错误结论。

例如，血膜过厚细胞会重叠缩小，血膜太薄则白细胞多集中于边缘，因此，染色良好的血涂片是血液学检查的必备条件。

（一）试剂配制

瑞氏染液　瑞氏染料（粉）1g；甲醇 600ml。

将全部染料放入研钵内，先加少量甲醇慢慢地研磨（至少 0.5h），以使染料充分溶解，再加一些甲醇混匀，然后将溶解的部分倒入洁净的棕色瓶内，研钵内剩余的未溶解的染料，再加入少许甲醇细研，如此多次研磨，直至染料全部溶解，甲醇用完为止。密闭保存。

（二）标本制备

取末梢血一滴置于载玻片的一端，取另一边缘光滑的推片，放在血滴前面慢慢后移，接触血滴后稍停。血液即沿推片散开，将推片与载玻片保持 30°～45°，向前平稳均匀推动推片，载玻片上便留下一层薄血膜。血涂片制成后，立即在空气中挥动，使其迅速干燥，以免血细胞变形。

（三）染色步骤

1. 用蜡笔在血膜两侧画线，以防染液溢出。
2. 将涂片平放在染色架上，加瑞氏染液 2～3 滴，使其覆盖整个血膜，固定 5min。
3. 滴加等量蒸馏水，与染料混匀染色 5～10min。
4. 用清水冲去染液，待自然干燥后或用吸水纸吸干，即可置血涂片于显微镜下进行镜检。

（四）染色结果

血膜肉眼呈淡紫红色，显微镜下细胞染色均匀、色泽鲜明。血红蛋白、嗜酸性粒细胞颗粒呈粉红色，细胞核、淋巴细胞、嗜碱性粒细胞胞质呈紫蓝色或蓝色，中性粒细胞颗粒呈淡紫红色，原始红细胞、早幼红细胞胞质呈较浓厚的蓝色，中幼红细胞呈红蓝色或灰红色，完全成熟红细胞呈粉红色。

实验五　精子涂片的染色

正常人类精子似蝌蚪状，由头和尾两部分构成。头部略扁，呈卵圆形，轮廓规则，顶体清楚，顶体帽覆盖头部表面的 1/3 以上，在精子头部前端呈透亮区。精子形态学检查是为了了解正常精子与变异精子所占的比例，是反映男性生育能力的一个重要指标。

（一）标本制备

颈椎拉脱法处死小鼠，取附睾组织，置入含生理盐水的小烧杯，剪碎制成精子悬液，取部分滴在载玻片上，显微镜下观察精子运动情况，另一部分制成涂片风干。

（二）染色步骤

1. 10% 甲醛液固定 30min。

2. 流水洗 2min，蒸馏水洗 1min。

3. 苏木精染色液染色 5min，水洗后 1% 盐酸酒精分化。

4. 流水浸洗 15min 后，伊红染液染色 3min。

5. 95% 乙醇和无水乙醇各浸洗 2 次，每次 3min。

6. 二甲苯透明后中性树胶封片，观察。

（三）染色结果

精子顶体被染成淡红色，细胞核被染成蓝色，核周边、颈部及体尾部被染成红色。

实验六　细胞活力鉴定 - 台盼蓝染色法

台盼蓝是细胞活性染料，常用于检测细胞膜的完整性。还常用于检测细胞是否存活。活细胞不会被染成蓝色，而死细胞则会被染成淡蓝色。

（一）基本原理

正常的活细胞，胞膜结构完整，能够排斥台盼蓝，使之不能够进入胞内；而丧失活性或细胞膜不完整的细胞，胞膜的通透性增加，可被台盼蓝染成蓝色。因此，台盼蓝是组织和细胞培养中最常用的死细胞鉴定染色方法之一。

（二）试剂配制

4% 台盼蓝母液：称取 4g 台盼蓝，加少量蒸馏水研磨，加双蒸水至 100ml，用滤纸过滤，4℃保存。使用时。用 PBS 稀释至 0.4%。

（三）染色步骤

1. 胰酶消化贴壁细胞，制备单细胞悬液，并作适当稀释。

2. 染色　细胞悬液与 0.4% 台盼蓝溶液以 9 ∶ 1 比例混合均匀（终浓度 0.04%）。

3. 计数　在 3min 内，分别计数活细胞和死细胞。

4. 镜下观察，死细胞被染成明显的蓝色，而活细胞拒染呈无色透明状。

5. 统计细胞活率　活细胞率（%）= 活细胞总数 /（活细胞总数 + 死细胞总数）×100%

实验七　运动终板压片的氯化金 - 甲酸染色法

运动终板分布于骨骼肌内，是运动神经元的轴突终末与骨骼肌纤维共同形成的效应器，支配肌纤维的收缩。有髓神经纤维抵达骨骼肌时失去髓鞘，其轴突反复分支，每一分支形成葡萄状终末，与一条骨骼肌纤维接触。一个运动神经元和它所支配的全部骨骼肌纤维组成一个运动单位。

（一）试剂配制

固定液　枸橼酸 10 ～ 20g；葡萄糖 5 ～ 7g；1% 氯化金水溶液 0.5 ～ 1ml；蒸馏水 100ml。

（二）标本制备

取壁虎或猫的肋间肌，切取小块组织，组织块勿厚过 3mm。

（三）染色步骤

1. 将组织块置于固定液中固定约 1h，不经水洗，用滤纸沾干多余液体。

2. 组织入 1% 氯化金水溶液，在避光处浸 15 ～ 30min，至肌组织显金黄色。

3. 直接在 25% 甲酸内过夜（8 ～ 12h）。在一定时间后镜检，组织呈红紫色，神经纤维呈黑色则表示还原适度。如组织偏紫色甚至蓝色，即已染色过度。甲酸处理过程应在避光暗处进行。

4. 蒸馏水漂洗数次，滤纸沾干后浸入甘油 -50% 酒精混合液（1 ：1）中，时间不拘，可稍长至 1d。

5. 取出组织在载玻片上滴加甘油，加盖玻片轻压挤后镜检，如观察到要求的结构，即用加拿大树胶封固盖玻片四周，晾干。

（四）染色结果

神经纤维和运动终板呈黑色，肌纤维呈紫红色或蓝紫色。

实验八　嗜银细胞和嗜银纤维的浸银染色法

在 HE 染色切片上，有些种类的细胞不易辨认，如胃肠内分泌细胞等。这类细胞对银离子的亲和力较强，用硝酸银浸染后，此类细胞可因其分泌颗粒具有嗜银性而被显示。

网状纤维（reticular fiber），由网状细胞产生，在疏松结缔组织中含量较少，纤维较细，有分支，彼此交织成网状。HE 染色不着色，用浸银法可将纤维染成黑色，故又称嗜银纤维（argyrophilic fiber）。

（一）试剂配制

1. Bouin 固定液　苦味酸饱和液 75ml；福尔马林 25ml；冰醋酸 5ml。

2. 氨银液配制　取 0.25% 硝酸银水溶液 50ml，滴加浓氨水出现沉淀，继续滴加氨水使沉淀溶解，再滴加 0.25% 硝酸银水溶液数滴，去除多余的氨，使溶液微现乳白色。

（二）标本制备

取动物的小肠和淋巴结组织，并将其投入 Bouin 固定液中固定 24h，常规制备石蜡切片。

（三）染色步骤

1. 切片脱蜡至水。

2. 氨银液浸染 24h（暗处密闭）。

3. 蒸馏水洗后，入 0.1% 氯化金水溶液浸 5min。

4. 5% 硫代硫酸钠水溶液 1 ~ 3min，蒸馏水洗 10min。

5. 苏木精、伊红染色。

6. 常规脱水、透明、封固。

（四）染色结果

肠嗜银细胞胞质中可见呈黑色的嗜银颗粒，淋巴结中可见呈黑色的嗜银纤维。

实验九　多糖的 PAS 染色法

多糖（polysaccharide）是由多个单糖分子聚合、失水而成，是一类分子结构复杂且庞大的糖类物质。凡符合高分子化合物概念的碳水化合物及其衍生物均称为多糖。多糖在自然界分布极广，亦很重要。有的是构成动植物细胞壁的组成成分，如肽聚糖和纤维素；有的是作为动植物储藏的养分，如糖原和淀粉；有的具有特殊的生物活性，像人体中的肝素有抗凝血作用，肺炎球菌细胞壁中的多糖有抗原作用。

（一）基本原理

过碘酸希夫反应，简称 PAS 反应（periodic acid Schiff reaction）。其化学反应的基本过程是：多糖分子一般含有醛基，通过碘酸的氧化作用，使多糖暴露出醛基，醛基与无色碱性品红结合反应，于多糖存在的部位形成新的紫红色复合物，通过显微镜观察而对组织细胞内的糖原、糖蛋白或黏多糖等化学成分进行定位、定性和定量的研究。

（二）试剂配制

1. Carnoy 固定液　无水乙醇 60ml；冰醋酸 10ml；氯仿 30ml。

2. Schiff 试剂配制　称取 0.5g 碱性品红加入到 100ml 煮沸的蒸馏水中（用三角瓶），振荡后继续煮 5min（勿使之沸腾），充分溶解。然后冷却至 50℃，用滤纸过滤，滤液中加入 1mol/L HCl 10ml，继续冷却至 25℃时，加入 0.5g 偏重硫酸钠，充分振荡后，塞紧瓶塞，在室温暗处静置至少 24h（有时需要 2 ~ 3d），使其颜色退至淡黄，然后加入 0.5g 活性炭，用力振荡 1min，最后用粗滤纸过滤于棕色瓶中，封瓶塞，外包黑纸。

（三）标本制备

取小鼠的肝脏组织，快速入 Carnoy 固定液中，4～5h 后常规制备石蜡切片。

（四）染色步骤

1. 石蜡切片脱蜡至水。

2. 蒸馏水洗。

3. 1% 过碘酸液 10min。

4. 自来水冲洗 10min。

5. Schiff 液 10min。

6. 流水冲洗 5min。

7. 苏木精复染核 3min（细胞核染色过深可用盐酸酒精分化）。

8. 流水冲洗 5min。

9. 常规脱水、透明、封固。

（五）染色结果

多糖类物质呈紫红色，胞核呈浅蓝色。显微镜下可见肝细胞胞质内紫红色的糖原颗粒。

实验十　脂肪染色的苏丹Ⅲ染色法

脂类包括脂肪、类脂和固醇类。脂肪又称中性脂肪，是由 1 分子甘油和 3 分子脂肪酸结合所形成的酯，即甘油三酯。脂肪在体内的主要功能是氧化分解供应能量。此外脂肪主要储存于脂肪细胞内，大量的脂肪细胞堆聚而分布在组织、器官之间，对组织、器官有保护作用，又防止热的扩散，有保温作用。

（一）基本原理

脂肪和苏丹染液有比较强的亲和力，苏丹Ⅲ遇脂肪变橘黄色（即萃取原理），它是弱酸性染料，呈红色粉末状，易溶于脂肪和酒精。

（二）试剂配制

苏丹Ⅲ染液配制：苏丹Ⅲ 0.15g；70% 乙醇 100ml。

（三）标本制备

取小鼠皮下脂肪组织并固定于 10% 的甲醛中 3～6h，然后经恒冷箱冰冻切片机制备冰冻切片，片厚 10～15μm。

（四）染色步骤

1. 蒸馏水洗后入 70% 酒精浸洗 2 次。

2. 苏丹Ⅲ染液染色 30min 或更长。

3. 70% 酒精中分化数秒后蒸馏水洗。

4. 室温干燥后甘油明胶封片。

（五）染色结果

脂肪呈橘红色，背景无色。

实验十一　碱性磷酸酶的 Gomori 染色法

碱性磷酸酶（alkaline phosphatase，ALP）为一类磷酸酯酶，广泛分布于哺乳动物组织内，其活性所需最适 pH 值为 9.2～9.8。

（一）基本原理

ALP 在 pH 9.4 的环境下，以镁离子作为激活剂，能够把 β- 甘油磷酸钠水解出磷酸，磷酸与高浓度的钙盐结合形成无色的磷酸钙，再与硝酸钴作用形成磷酸钴，经硫化胺处理形成黑色的硫化钴沉淀在酶活性处。

（二）试剂配制

孵育液配制：3% β- 甘油磷酸钠 5ml；2% 巴比妥钠 5ml；蒸馏水 10ml；2% $CaCl_2$ 10ml；2% $MgSO_4$ 1ml。

（三）标本制备

取小鼠的肝脏或肾脏，入 10% 甲醛液中固定 6～12h，按常规制备冰冻切片（10μm）或石蜡切片（10μm）。

（四）染色步骤

1. 入孵育液中，37℃，孵育 4～6h，PBS 冲洗 3 次。

2. 2% 硝酸钴浸泡 5min，PBS 冲洗 3 次。

3. 1% 硫化铵浸泡 2min，PBS 冲洗 3 次。

4. 自然干燥，封固。

（五）染色结果

胞质中阳性反应呈现灰黑色颗粒或者块状沉淀。

实验十二　SABC 免疫组织化学染色法

免疫组织化学（immunohistochemistry，IHC）又称免疫细胞化学，是指带显色剂标记的特异性抗体在组织细胞原位通过抗原抗体反应和组织化学的呈色反应，对相应抗原进行定性、定位、定量测定的一项技术。它把免疫反应的特异性、组织化学的可见性巧妙地结合起来，借助显微镜（包括荧光显微镜、电子显微镜）的显像和放大作用，在细胞、亚细胞水平检测各种抗原物质（如蛋白质、多肽、酶、激素、病原体及受体等）。免疫组织化学技术近年来得到迅速发展，在本实验中我们主要讲解 SABC

免疫组织化学的染色方法。

（一）基本原理

SABC 法是一种显示组织和细胞中抗原分布的简便而敏感的免疫组织化学染色方法，是众多免疫组织化学方法中的一种。

SABC 法：一抗 + 生物素标记二抗 + 滴加试剂 SABC（链霉卵白素 + 辣根酶标记生物素）+ 辣根酶底物显色。目前常用的亲和素从链霉菌（streptomyces）培养物中提取，因此称为链霉亲和素 - 生物素 - 过氧化物酶复合物技术（streptavidin-biotin-peroxidase complex method，SABC 法）。

（二）染色步骤

1. 石蜡切片脱蜡、水化。

2. PBS 洗两次，各 5min。

3. 用蒸馏水或 PBS 配制新鲜的 3% H_2O_2，室温封闭 5 ～ 10min，蒸馏水洗 3 次。

4. 抗原修复，将切片放入 0.01mol/L 柠檬酸钠缓冲溶液（pH 6.0）中，在微波炉里高火 3min 至沸腾后取出，冷却至室温。

5. PBS 洗 5min。

6. 滴加正常山羊血清封闭液，室温 20min。甩去多余液体。

7. 滴加一抗，室温 1h 或者 4℃ 过夜或者 37℃ 1h（4℃ 过夜后在 37℃ 复温 45min）。设置阴性对照切片，即不滴加一抗，而滴加 PBS 液取代一抗，其余步骤相同。

8. PBS 洗 3 次，每次 2min。

9. 滴加生物素化二抗，20 ～ 37℃ 20min。

10. PBS 洗 3 次，每次 2min。

11. 滴加试剂 SABC，20 ～ 37℃ 20min。

12. PBS 洗 4 次，每次 5min。

13. DAB 显色：DAB 显色试剂盒或者自配显色剂显色（镜下掌握显色程度）。

14. 蒸馏水洗，苏木精复染 2min，盐酸酒精分化。

15. 脱水、透明、封片、镜检。

（三）染色结果

实验切片呈阳性反应，阳性反应组织或细胞内呈棕黄色颗粒，对照切片为阴性反应。

实验十三　形态计量术

形态计量术（morphometry）是运用数学和统计学原理对组织和细胞内各种成分的数量、体积、表面积等的相对值与绝对值进行测量的方法，其中对组织和细胞内某种结构的三维立体结构的研究称为体视学（sterology）。

　　传统的方法是将规则的测试系统（点、线、方格等）投影或覆盖在一张张连续的切片上，将平面测量的数据，按数学原理和公式推算出立体结构数值，经过电脑处理，重新建立起立体形象。随着科技的发展，现在应用图像分析仪（image analyzer）进行组织、细胞三维结构及定量分析的研究已获得了大量研究成果，如正常人肺泡量和表面积、肾小体数目和体积、胰岛的数量及其各类细胞的数值、小肠上皮细胞微绒毛的数量及其表面积等。

　　组织化学和免疫组织化学染色、荧光素染色、放射自显影以及原位杂交等标本均可应用图像分析仪测定其光密度值进行定量分析。这些数值以"量"的概念阐述了结构与功能的关系及病理状态下的变化。